Inhalt

Inhalt

Inhalt

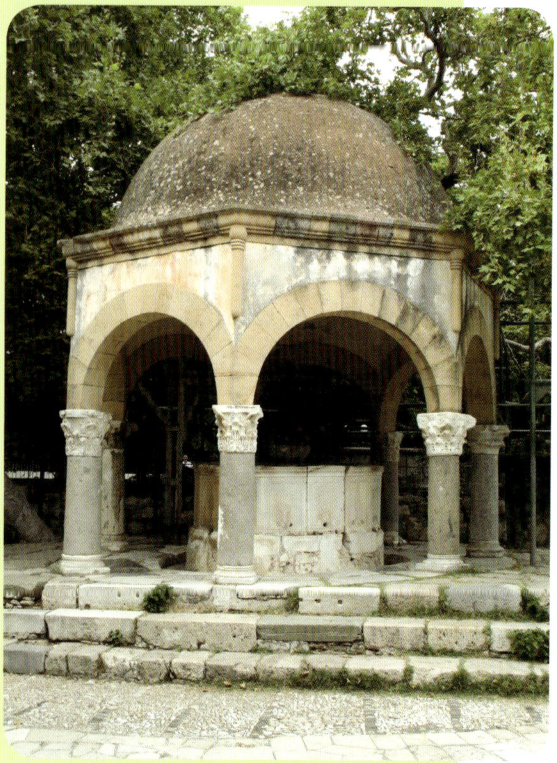

Heilungskapelle aus der Zeit des Hippokrates

Einführung

Wer war Hippokrates?

Er erklärte die Beziehung der Gesundheit des Menschen zu all seinen Umwelteinflüssen, wie Sonnenlicht, Luft, Wasseranwendungen, Schlaf, soziale Aspekte, die passende Tätigkeit und natürlich Nahrung.

Im Laufe seines Lebens entstanden umfassende Schriften und erste ausführliche Abhandlungen zu verschiedenen Krankheiten und Störungen. Sie enthielten sowohl medizinische Behandlungen als auch ausführliche Ernährungsanweisungen und Ratschläge zur Veränderung des Lebensstils.

Die berühmtesten Aussagen, die Hippokrates zugeschrieben werden, sind der Hippokratische Eid, mit dem ein Mediziner sich verpflichtet, seinen Beruf auf ethische Weise auszuüben und die Aussage

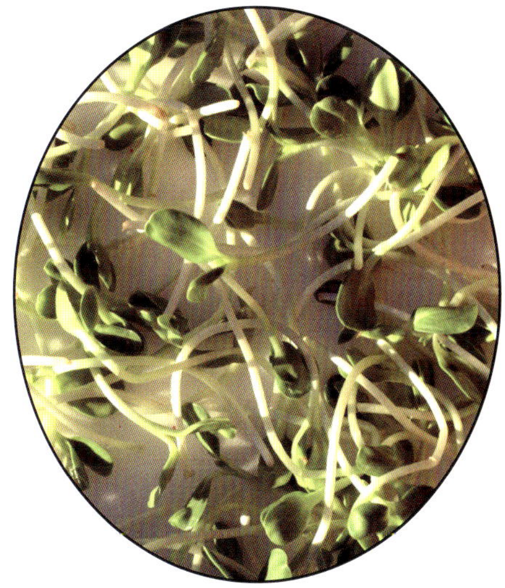

„Lass die Nahrung dein Heilmittel sein".

Hippokrates praktizierte, reiste und schrieb unermüdlich. Er erlangte zu Lebzeiten enorme Bekanntheit, Achtung und sogar Verehrung wegen seiner Erfolge und wurde als Bildnis auf konische Bronzemünzen der frühen Kaiserzeit geprägt.

Was bedeutet „Hippokrates Nahrung"?

Es bedeutet regelmäßig die kraftvollsten Nahrungsmittel zu essen, die unser Planet zu bieten hat. Nahrung, die gleichzeitig das Immunsystem anregen kann, beim Entgiften hilft, heilende Vitalstoffe beinhaltet und die Selbstheilungskräfte optimal mobilisiert.

Nahrung aus ganzen Pflanzen liefert nicht nur Brennstoff, damit Sie sich bewegen, denken, Ihre Körperfunktionen ausführen und Ihre Körpertemperatur aufrechterhalten können. Sie liefert auch die von der Pflanze mit Hilfe des Sonnenlichtes vorgefertigten Bausteine für die tägliche Zellerneuerung. Ihr Körper wird, während er genährt wird, auch laufend „umgebaut". Etwa alle vier Tage entsteht eine neue Magenschleimhaut, alle vier Wochen erneuert sich das Blut, innerhalb von fünf Wochen die gesamte Haut und innerhalb von sechs Wochen nahezu alle Leberzellen. Das Skelettsystem benötigt einige Jahre bis es vollständig erneuert ist, aber innerhalb von etwa sieben Jahren ist jede Zelle in Ihrem Körper erneuert.

Nahrung hat im Laufe der Zeit wesentlichen Einfluss auf Dinge wie den Zustand Ihrer Haare und Nägel, wie rasch die körperliche Alterung fortschreitet, ob Ihr Zellstoffwechsel funktioniert, wie aktiv Ihr Immunsystem ist, wie gesund Ihr Blut, wie gut Ihre Knochendichte und Ihre Zähne erhalten werden können. Sie hat Einfluss darauf, wie gut Sie sich entspannen und wie gut Sie sich konzentrieren können.

Sie hat Einfluss darauf, welche Gene aktiviert werden und ob erbliche Schwachstellen Ihnen zu schaffen machen oder eher ausgeglichen werden. Sie hat Einfluss darauf, welche Krankheiten Sie wann bekommen und wie rasch und ob Sie sich davon wieder erholen können. Das Sonnenlicht, die Pflanzen und der menschliche Organismus kommunizieren auf symbiotische und zutiefst interaktive Art und Weise. Sie kommunizieren stark auf stofflicher Ebene, aber auch auf der Ebene der Information.

In diesem Buch finden Sie Einblicke in die Geschichte und die erstaunlichen Nutzen einfacher Nahrungsmittel, die sich als Hippokrates Nahrung im wahrsten Sinne des Wortes qualifizieren. Sie werden in Europa – im Vergleich zu Asien, Amerika und Australien – bisher noch weniger stark genützt. In ihrem Potenzial werden sie manchmal nicht vollständig verstanden und daher unterschätzt. Sie sind leicht und preisgünstig zu erhalten oder selbst herzustellen. Ihre Wirkungen liegen in unmittelbarer Reichweite von jedem, der dies möchte.

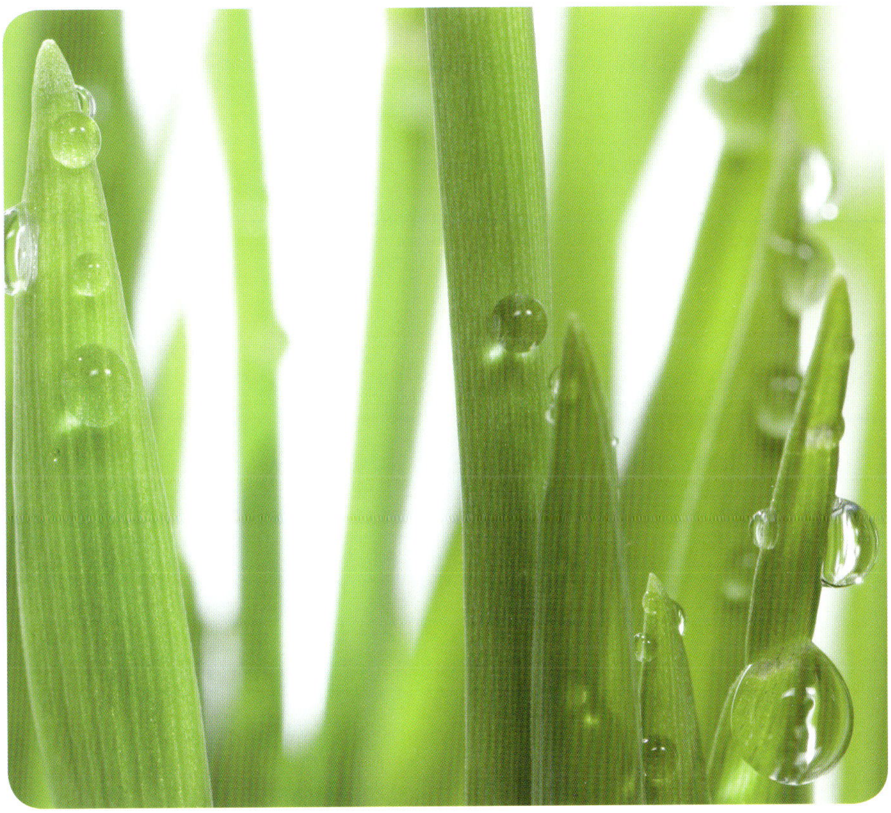

Getreidegräser

Getreidegräser

Wir haben erst einen Bruchteil
davon verstanden,
was Gräser für die Zukunft
des Menschen
bedeuten könnten.

Dr. Charles Schnabel

Warum Getreidegräser?

Wenn von Gras die Rede ist, denken Sie vermutlich an verschiedene Dinge. An das Mähen Ihres Rasens, an ein Picknick, einen Spaziergang im Grünen oder an einen Platz im Freibad, um Ihre Decke auszubreiten.

Woran Sie vielleicht seltener im Zusammenhang mit Gras denken, ist, es zu essen oder seinen Saft zu trinken?

Und doch sind einige Pflanzen aus der botanischen Familie der Gräser – nämlich die Getreidegräser – mächtige Verbündete für die Gesundheit und Reinigung Ihres Körpers.

Was sind Getreidegräser genau?

Getreidegräser sind junge Grünpflanzen aus Weizen, Gerste, Kamut, Hafer oder anderen Getreidesorten. Getreidegräser haben nichts mit dem Essen von Getreide zu tun.

Getreide durchläuft in der Natur verschiedene Stadien des Wachstums. Zuerst entsteht aus dem Korn ein kleiner weißer Keimling, dieser wächst weiter und wird nach einigen Tagen zum grünen Getreidegras.

Nach etwa zehn Tagen kann Getreidegras erstmals geerntet werden, etwas später beginnt die Knötchenbildung und es entsteht ein fester Halm, der schließlich die Ähre trägt. Diese bringt die nächste Generation von Körnern hervor – der Zyklus beginnt von Neuem.

Getreidegräser sind vergleichbar mit tiefgrünem Blattgemüse, wie zum Beispiel Spinat oder Feldsalat, sind aber wesentlich konzentrierter.

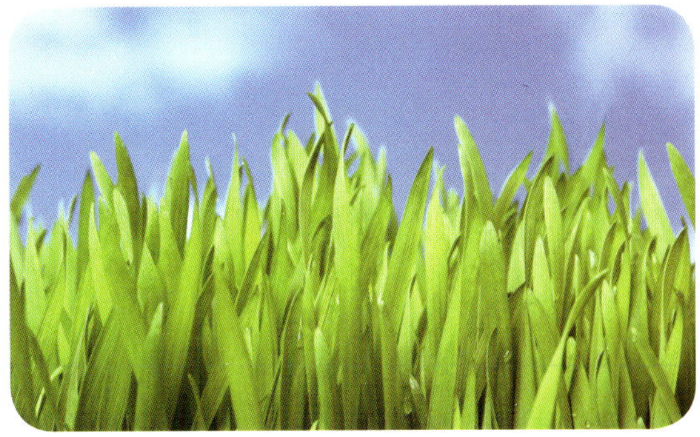

Gräser verschiedener Getreide

Getreidegräser aller Getreidesorten sind in ihrer Wirkung nahezu identisch. Es gibt feine Schwankungen in Geschmack, Vitalstoffprofil und energetischer Qualität.

Aber alle Sorten können verwendet werden, um die in diesem Kapitel beschriebenen Vorteile zu erhalten. Alle Sorten werden daher mit diesem Überbegriff Getreidegras beschrieben. Am meisten verbreitet und am besten erforscht sind Weizengras, Kamutgras, Gerstengras und Hafergras.

Die Rolle der Gräser auf unserem Planeten

Die Familie der Gräser, die außer Getreidegräser noch tausende andere Gattungen enthält – vom einfachen Rasen bis zum kräftigen Bambus – nimmt eine besondere Rolle auf unserem Planeten ein. Sie bilden eine Basis der Nahrungskette und viele Tiere ernähren sich vorwiegend oder ausschließlich von Gras.

Alle Säugetiere, ob Fleischfresser oder Pflanzenfresser, kauen in freier Natur und bei intaktem Instinkt in Zeiten von Krankheit oder Verletzung nur Gräser und grüne Pflanzen um die regenerierenden, wundheilenden, antibakteriellen Kräfte zu nutzen.

Alle außer dem modernen *Homo Sapiens.*

Daher ist es auch nicht überraschend, dass noch niemals in irgendeiner Art von Gras giftige Substanzen entdeckt wurden. Gräser enthalten keine Alkaloide, wie manche Heilpflanzen oder Genussmittel. Gräser sind Nahrungspflanzen, die aber gleichzeitig reinigen und dem Körper helfen, sich selbst zu heilen. Ihr Saft kann auf täglicher Basis als Grundnahrungsmittel verwendet werden.

Getreidegräser in der Ernährung des Menschen

Die Idee, dass Getreidegräser als junge Grünpflanzen auch für Menschen hervorragende Vitalstoffquellen sind, ist alt. Traditionelle Anwendungen innerlich und äußerlich sind aus vielen Kulturen dieser Erde überliefert. Besonders aus dem alten Ägypten, dem Nildelta und dem heutigen mittleren Osten.

Hebräische Schriftzeichen besitzen auch einzeln symbolischen und bildhaften Charakter. Die Deutung des hebräischen Wortes für Gras – Deshe – wäre demnach:

„Durch das niederste aller Königreiche der Erde führt das Tor, durch das wir regeneriert und zur Vollkommenheit des Seins geführt werden können.“ [1]

Am bekanntesten sind die Aufzeichnungen über die heilende Kraft junger Weizengräser aus den Essener Schriftrollen, in denen die Gräser erstmals auch als besondere Lichtspeicher beschrieben werden.

1) Aus: Written by the Finger of God – Decoding Ancient Languages, Joe Sampson, Wellspring Publishing ISBN: 1884312-05-5

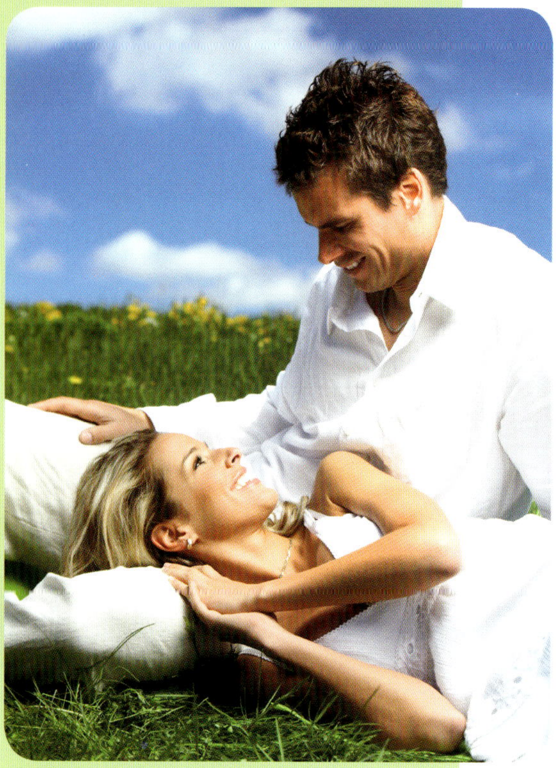

Getreidegräser in der jüngeren Vergangenheit

Um 1930 haben sich einige Schlüsselpersonen um die gesundheitlichen Vorteile der Gräser angenommen.

Zum Beispiel Dr. Charles Schnabel, der Interesse an der Anwendung von Getreidegräsern hatte und diese erforschte. Kurz zuvor wurden auch die ersten Vitamine, Mineralien und Pflanzenstoffe entdeckt und benannt.

So konnte bei Getreidegräsern festgestellt werden, dass sie viel von all diesen Substanzen enthielten.

In den Forschungen wirkten aber die Gräser im Ganzen immer besser, als wenn Inhaltsstoffe einzeln verabreicht wurden und so wurde der Ausdruck „Grassaft-Faktor" verwendet, um die gesamten positiven Wirkungen zu beschreiben, die der Getreidegrassaft hatte und die nicht vollständig aufgrund einzelner Stoffe erklärt werden konnten.

Es ist ein wichtiges Prinzip, dass Vitalstoffe ihren natürlichen Zusammenhang brauchen. Eine Pflanze ist ein Lebewesen, mit einem Erbgut voll gespeicherter Überlebensinformation, das weit mehr ist als nur ein „Behälter für Inhaltsstoffe".

Als Folge dieser ersten modernen Forschungen setzte sich für einige Zeit ein Getreidegraspulver namens „Cerophyll" (hergeleitet von Cerealien = Getreide und Chlorophyll = der grüne Pflanzenfarbstoff) auf dem amerikanischen Markt als Vitalstoffprodukt durch. Aber nur bis in die Zeit nach dem Zweiten Weltkrieg, als die künstliche Herstellung von Vitaminen und die chemische Industrie boomten und vielfältige Werbestrategien eingesetzt wurden.

Ann Wigmore – Getreidegras-Pionierin des Westens

Es war Ann Wigmore, die sich – ihrer Zeit voraus – diesem Trend zu künstlichen Nährstoffen bereits in den 50er und 60er Jahren entgegenstellte. Sie war die wichtigste und bekannteste Forscherin und Anwenderin im Bereich der Getreidegräser der gesamten westlichen Hemisphäre.

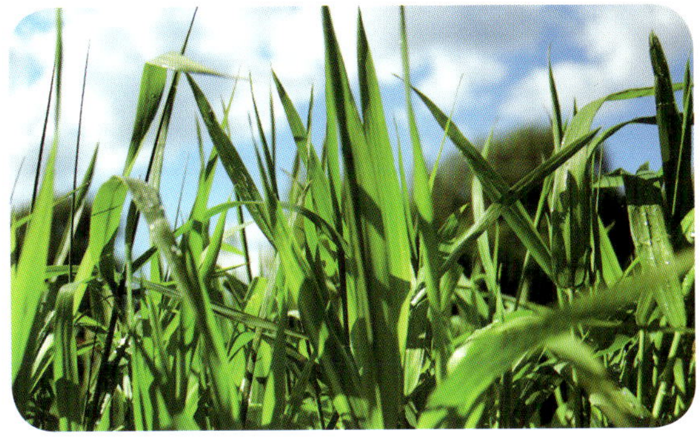

Sie stammte aus Litauen, wo sie von ihrer Großmutter die Anwendung von Grassaft und Kräutern lernte und ist mit ihrer Familie in jungen Jahren nach Boston in den USA ausgewandert. Sie konnte sich selbst mit Weizengras, Grünpflanzen und Sprossen von Gangrän (absterbendes Gewebe) und Darmkrebs heilen. Sie gründete nach ihrer Gesundung 1955 das Hippokrates Institut, in dem sie ihr Wissen und ihre Erfahrungen mit anderen teilte, die ebenfalls auf natürliche Weise gesunden wollten sowie mit vielen Menschen, für die die Medizin keine Angebote mehr hatte.

Ann Wigmore ist es hauptsächlich zu verdanken, dass heute überhaupt bekannt ist, wie stark die Wirkungen von Getreidegras, Algen und Sprossen auf den Körper sind. Das Hippokrates Institut wird heute von Brian und Anna Maria Clement geführt. Bisher gibt es dort alleine über 350.000 dokumentierte Fälle, wie positiv gesunde Menschen, aber auch Menschen mit zum Teil katastrophalen Krankheiten auf eine pflanzliche Nahrung mit frischem Getreidegras, Algen und Keimlingen reagieren.

Dr. Hagiwara – Getreidegras-Pionier des Ostens

Yoshihide Hagiwara, M.D., aus Osaka in Japan, war der wichtigste Forscher in Bezug auf Getreidegräser der östlichen Hemisphäre. Er hat ganz unabhängig von Ann Wigmore die Vorteile des Gerstengrases erforscht und kam zu sehr ähnlichen Ergebnissen. Er hat sich auch sehr für Getreidegräser in Pulverform eingesetzt und daher den Einsatz von Getreidegräsern im Alltag praktikabler und für viele Menschen zugänglich gemacht.

Die Nutzen von Getreidegras

Diese beiden Persönlichkeiten sind maßgeblich dafür verantwortlich, dass die Getreidegräser in den USA, in Japan und auch in Australien einen sehr hohen Bekanntheitsgrad erreichen konnten. Sie kommen in der Naturheilkunde zum Einsatz, aber sie sind auch eine Selbstverständlichkeit im täglichen Leben geworden. So findet man dort Weizengras auf den Speisekarten in vegetarischen Restaurants, an Saftbars und in jedem Biogeschäft in roher Form, ähnlich wie bei uns Schnittlauch oder Kresse.

Die Nutzen der Getreidegräser sind ebenso vielfältig wie profund. Ich habe sie in verschiedene Themenkreise für Sie zusammengefasst. Eine Liste von Referenzen für Veröffentlichungen und Quellen zu Getreidegräsern finden Sie im Anhang.

Was könnten Sie erwarten, was könnten Sie bemerken, wenn Sie Getreidegras verwenden? Jeder Körper und die Vorgeschichte jedes Menschen ist individuell. Niemandem kann eine Besserung einer körperlichen Krankheit mit Gewissheit versprochen werden. Dennoch sind die praktischen Erfahrungen, die mit den Gräsern vor allem in den letzten 40 Jahren in den USA, Japan und Australien gesammelt wurden, höchst erstaunlich.

Meine eigenen Beobachtungen und Erfahrungen in der Arbeit mit Getreidegräsern seit 1999 decken sich mit vielen dieser Aussagen.

In der Zukunft werden die Menschen das in rohen Pflanzen gespeicherte Sonnenlicht zur Heilung des menschlichen Körpers verwenden.

Ann Wigmore

Die Rolle von Chlorophyll

Um die Nutzen von Getreidegras zu verstehen, ist es sinnvoll, zuerst Chlorophyll, den grünen Pflanzenfarbstoff, zu beleuchten. Denn Getreidegräser sind eine der besten Quellen dafür, unmittelbar Chlorophyll in den Körper aufzunehmen. Chlorophyll ist chemisch verwandt mit dem roten Blutfarbstoff des Menschen. Die Aufgabe von Chlorophyll ist unter anderem der Aufbau von lebendiger pflanzlicher Materie mit Hilfe des Sonnenlichts.

Chlorophyllteilchen wirken wie kleine Lichtsammelzentren, die Sonnenenergie resorbieren und sie beim Verzehr in die Zellen und in das Gewebe des menschlichen Körpers übertragen können. Dies fördert nachhaltig die Zellatmung und den Zellstoffwechsel und unterstützt maßgeblich die präzise Funktion von Gehirn, Nerven und Drüsen.

Forschungen zu Chlorophyll ergaben folgende Eigenschaften:

- hemmt das Wachstum von Bakterien
- hemmt das Wachstum von Pilzen
- wirkt gegen schlechten Körpergeruch und Mundgeruch
- deaktiviert viele krebserregende Stoffe
- hilft Drogen- und Medikamentenrückstände auszuscheiden
- hemmt Zahnfleischentzündung und Kariesbildung
- hemmt Entzündungen in Magen, Darm und Bauchspeicheldrüse
- hemmt Entzündungen bei Arthritis
- wirkt blutbildend
- unterstützt den Aufbau gesunder Darmflora
- verbessert die Entgiftungsfunktionen der Leber
- aktiviert Enzyme, die im Körper für die Vitaminverwertung wichtig sind
- wirkt erhöhtem Blutdruck entgegen
- wirkt Nervosität entgegen
- wirkt als mildes Diuretikum (hilft bei der Ausscheidung von zurückgehaltenem Wasser).

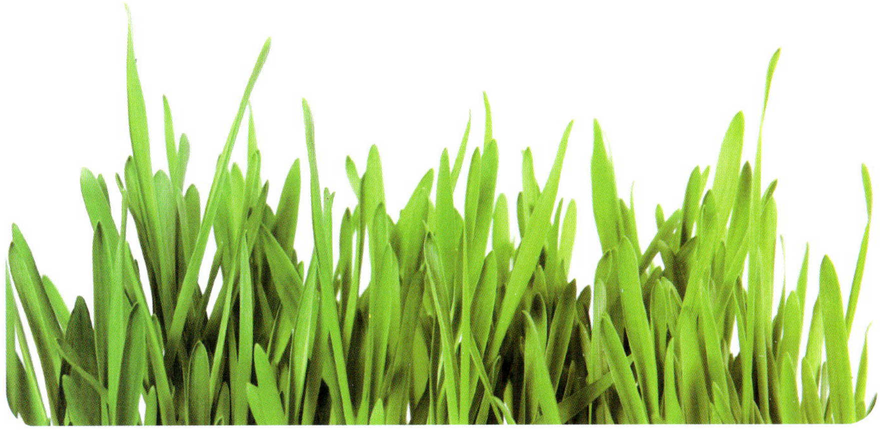

Exakt diese und viele weitere Vorteile werden laufend von Menschen berichtet, die Getreidegräser in ihre Nahrung einbeziehen. Die Gräser sind gemeinsam mit den Algen die beste Quelle für rohes Chlorophyll, das extrem leicht und schnell aufgenommen werden kann.

Weitere Wirkmechanismen von Getreidegras

Enzyme

Weitere Gründe für die positiven Auswirkungen von Getreidegräsern ergeben sich aus ihrem Enzymreichtum. Enzyme sind Katalysatoren für den Stoffwechsel. Sie helfen, alle Bestandteile der Nahrung vollständig aufzuschließen. Sie helfen aber auch bei der Reinigung des Körpers, bei der Wundheilung, bei Reparaturfunktionen, beim Neutralisieren von Giftstoffen und vielem mehr.

Das Enzympotenzial eines Organismus und wie rasch es ausgebeutet wird, bestimmt entscheidend die Lebensdauer des Organismus, seine Regenerationsfähigkeit und die Geschwindigkeit des Alterungsprozesses. Nahrung voller Enzyme verlangsamt die Ausbeutung des Enzympotenzials. Dr. Edward Howell, einer bedeutendsten Enzymforscher des zwanzigsten Jahrhunderts, erkannte diesen Zusammenhang und veröffentlichte ausführliche Beweisführung dazu in seinem bahnbrechenden Werk „Enzyme Nutrition".

Basenlieferant

Auch die basische Qualität von Getreidegras spielt eine wichtige Rolle bei vielen Wirkungen. Der pH-Wert von Getreidegrassaft liegt bei etwa 8,5, was bedeutet, dass die Gräser sehr gut helfen können, einer Übersäuerung des Gewebes und des Blutes entgegenzuwirken und den Körper dabei zu unterstützen, Säuren zu neutralisieren, die im Stoffwechsel anfallen oder durch säurebildende Nahrung oder Stress entstehen. Damit schonen sie den Mineralienhaushalt des Körpers und unterstützen gesunde Knochen und Zähne.

Vitalstoffreichtum

Besonders wohltuend ist das umfassende Vitalstoffprofil von Getreidegras. Ähnlich wie Algen ist Getreidegras wie ein konzentriertes „Multivitamin" und „Multimineral" mit der gesamten Bandbreite an bekannten Vitaminen und Mineralien sowie Spurenelementen. Dazu kommen dann noch die dem Getreidegras eigenen Enzyme, sekundären Pflanzenstoffe und natürlich das Chlorophyll und die basische Qualität, sowie die Tatsache, dass es ein frisches und vitales Lebensmittel am Beginn seines Lebenszyklus ist.

Getreidegras ist eine besonders gute Quelle für Karotine, alle B-Vitamine, Magnesium, Kalzium, Eisen und Zink. Auch Laetril und Pangamsäure, die zwei Stoffe, die manchmal auch als Vitamin B 17 und Vitamin B 15 bezeichnet werden, sind reichlich enthalten.

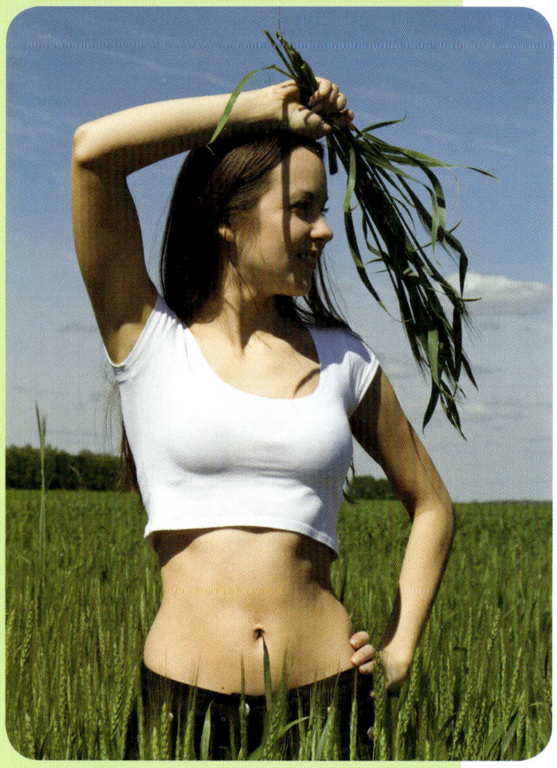

Gesundes Blut mit Getreidegras

Eine der wichtigsten positiven Eigenschaften, die Sie von Getreidegras erwarten können, ist die Unterstützung einer gesunden Blutbildung. Ihr Körper bildet im Schnitt 2,5 Millionen neue rote Blutkörperchen in der Minute. Für diesen Prozess sind viele Mikronährstoffe, wie Eisen, Folsäure, Kupfer und viele weitere Vitamine, Mineralien und Spurenelemente als Bausteine nötig. Getreidegras liefert diese im natürlichen Zusammenhang – und das gemeinsam mit wertvollem Chlorophyll.

Ein gesundes Blut und eine ausreichende Menge gesunder roter Blutkörperchen sind wichtig für den Sauerstofftransport in den ganzen Körper und ins Gehirn. In einem gesunden Körper gilt dies genauso wie bei besonderen Belastungen, bei Heilungsprozessen und in der Regeneration, im Wachstum, in der Schwangerschaft und Stillzeit, bei Leistungssport und im fortgeschrittenen Alter. Bei jeder Art von Anämie ist Getreidegras enorm hilfreich und seine Effekte können oft innerhalb weniger Wochen im Blut beobachtet werden.

Verdauung und Schleimhäute profitieren von Getreidegras

Die basische Qualität von Getreidegras und seine Enzyme sind eine Wohltat für alle Abschnitte des Verdauungstraktes und besonders für alle Schleimhäute. Dies beginnt bereits im Mund. Menschen, die Saft von Getreidegras trinken und auch zusätzlich den Mund damit spülen, berichten von frischerem Atem, gesünderem Zahnfleisch und von einer Sensibilisierung des Geschmackssinnes. Natürliche Speisen schmecken besser und die Lust auf Zucker, Fertiggerichte, Limonaden, Kaffee und Rauchen wird weniger.

Auch Speiseröhre und Magen profitieren. Sodbrennen und Magenbeschwerden werden oft rasch gelindert, die Darmtätigkeit wird normalisiert und der Aufbau einer gesunden Darmflora wirksam unterstützt.

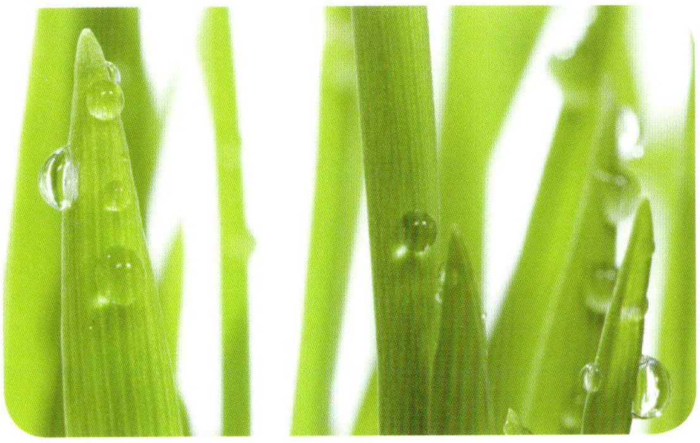

Getreidegras enthält leicht verdauliche und gesunde pflanzliche Zuckerstoffe, die Polysaccharide. Es kann helfen, einen gesunden Blutzuckerspiegel aufrecht zu erhalten. Es kann schnelle Energie ohne Belastung der Verdauung liefern, zum Beispiel bei langer und anstrengender geistiger Arbeit oder körperlicher Ausdauerleistung. Die gesunden pflanzlichen Zucker stärken zusätzlich die Immunabwehr und die Zellkommunikation. Sie sind neben Enzymen und dem Chlorophyll ein weiterer entzündungshemmender Bestandteil in Getreidegras.

Saft von Getreidegras wird auch von der US Diabetic Association als geeignetes Lebensmittel zur Ernährung bei Diabetes Typ 1 und Diabetes Typ 2 empfohlen.

Bei folgenden Problemen im Bereich des Verdauungstraktes kann Getreidegras zum Beispiel hilfreich sein: *Mundgeruch, Zahnfleischentzündung, Sodbrennen, Magengeschwüre, Morbus Crohn, Reizdarm, Verstopfung, Hämorrhoiden, gutartige und bösartige Tumore im Verdauungstrakt, Dysbiose, Probleme mit Candida.*

Getreidegras unterstützt die Leber

Die Leber leistet komplexe Entgiftungsfunktionen. Saft von Getreidegras kann die Leber dabei wirksam unterstützen und entlasten. Zum Beispiel auch, wenn die Leber in der Vergangenheit Belastungen durch übermäßigen Alkoholgenuss, Medikamente oder einer Ernährung mit zuviel Zucker und ungesunden Fetten ausgesetzt war. Der reibungslose Ablauf der Leberentgiftung ist auch eng mit einer gesunden Gallenfunktion verbunden.

Bei folgenden Problemen im Bereich von Leber und Galle kann Getreidegras daher unterstützen: *Funktionsstörungen von Leber oder Galle, Entzündungen von Leber oder Galle, Hämangiome, Zysten und Tumore, Zirrhose, Gilbert-Syndrom, Hepatitis.*

Getreidegras zum Schutz der Augen

Herausragend bei Getreidegras ist seine Fülle an natürlichen Karotinoiden wie Betakarotin, Alphakarotin, Zeaxanthin und Lutein in ihrem natürlichen Zusammenhang – also in der ganzen Pflanze. Betakarotin ist die Vorstufe zur Bildung von Vitamin A im Körper. Dieses spielt eine entscheidende Rolle bei der Umwandlung von Licht in Nervenimpulse und ist Bestandteil des Sehpurpurs im Auge. Sehpurpur verbraucht sich mit jedem eintreffenden Lichtimpuls und benötigt laufend Vitamin A, um sich zu regenerieren.

Bei folgenden Problemen im Bereich der Augen kann Getreidegras hilfreich sein: *Makuladegeneration, Katarakt, Glaukom, Augenbrennen, Probleme mit der Nachtsicht, Verlust der Sehkraft.*

Durchatmen mit Getreidegras

Karotine sind auch wichtig für eine gesunde Lungenfunktion, allerdings eben vor allem im natürlichen Zusammenhang und nicht als einzelne Gabe von Betakarotin. Sie werden in ihrer natürlichen Form mit einem verminderten Risiko für Lungen-, Luftröhren-, Speiseröhren- und Kehlkopfkrebs in Verbindung gebracht.

Karotine, zusammen mit Chlorophyll und weiteren entzündungshemmenden Komponenten im Getreidegras wirken sich ebenfalls positiv auf die Bronchien aus.

Getreidegras ist sehr konzentriert an Vitalstoffen aber nicht schleimbildend. Es kann helfen, einer übermäßigen Schleimbildung entgegenzuwirken, die durch zu viel konzentrierte Lebensmittel wie Milchprodukte, Zucker und Weißmehl entstanden ist.

Bei folgenden Problemen im Bereich der Atemwege kann Getreidegras hilfreich sein: *Asthma, vermehrte Schleimbildung, Entzündungen der Atemwege und erhöhte Infektanfälligkeit.*

Getreidegras ist ein Nektar der Erneuerung, das Plasma der Jugendlichkeit, das Blut allen Lebens.

Viktoras Kulvinskas
(engster Mitarbeiter von Ann Wigmore, Mitbegründer des Hippokrates Instituts)

Getreidegras und Immunsystem

So viele Komponenten in Getreidegras – Zink, Selen, die Karotine, die Vitamine der B-Gruppe, die Polysaccharide und essenzielle Fettsäuren – sind dazu geeignet, zu einer optimalen Immunfunktion beizutragen.

Auch eine gesunde Mikroflora im Darm und im Bereich aller Schleimhäute ist Teil einer funktionierenden Immunabwehr, und auch von dieser Seite her unterstützt Getreidegras Ihren Körper.

Das Immunsystem ist ein sehr komplexes System. Es hat die große Aufgabe, die Unversehrtheit des Körpers sicherzustellen, der immer Einflüssen der Umwelt ausgesetzt ist und im Austausch mit ihr steht. Manche Einflüsse, wie Bakterien, Viren oder Pilze, stellen eine potenzielle Bedrohung dar, der das gesunde Immunsystem nach Kräften entgegentritt.

Aber auch Veränderungen im Inneren des Körpers und Entartungen von Zellen werden durch ein gesundes Immunsystem laufend bereinigt.

Ein möglichst optimales Immunsystems ist ein Schlüssel für die Gesundheit auf einer ganz generellen Ebene und in jedem Lebensalter.

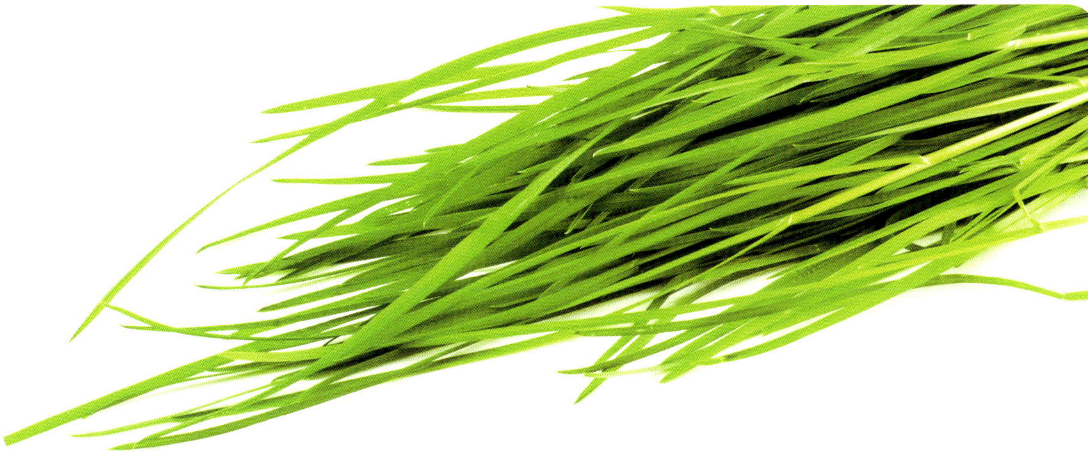

Vorteile für Gelenke, Knochen und Muskeln

Die im Verbund der grünen Pflanze enthaltenen Vitalstoffe Kalzium und Magnesium dienen der optimalen Unterstützung für die Gesundheit von Knochen und Zähnen.

Die Gelenke profitieren vor allem von den entzündungshemmenden Komponenten im Getreidegras.

Für die optimale Gesundheit von Gelenken, Knochen und Muskeln ist ein basisches Terrain ohne Mineralienmangel im Körper unerlässlich. Getreidegräser können helfen, diese beiden Voraussetzungen zu schaffen.

Der hohe Mineraliengehalt und Magnesiumgehalt kann bei einer Neigung zu Muskelkrämpfen hilfreich sein.

Bei folgenden Problemen im Bereich der Gelenke, Knochen und Muskeln ist Getreidegras ein sinnvolles Nahrungsmittel: *Osteoporose, Neigung zu Muskelkrämpfen, Arthritis und Arthrose, Sehnenscheidenentzündung, bessere Regeneration nach Zerrungen, Stauchungen, Blutergüssen.*

Zellschutz durch „Spezial-Enzyme"

Enzyme sind aktive Eiweißbausteine, die in allen Lebewesen vorkommen und Stoffwechselabläufe bis ins kleinste Detail regeln.

Eine Reihe von Spezial-Enzymen im Getreidegras macht es zu einer überragenden Hilfe für Zellschutz und Schutz vor Zellentartung. Die Enzyme SOD (Superoxiddismutase), Cytochrom-Oxidase und P4D1 helfen eine gesunde Zellatmung aufrechtzuerhalten und hemmen Zellmutationen.

Das Enzym **Superoxiddismutase** ist ein antioxidatives Enzym, das selbst die gefährlichsten freien Radikale binden kann und so die Zellen schützt. In Krebszellen fehlt es gänzlich oder ist extrem reduziert.

Das Enzym **Cytochrom-Oxidase** ist ein wichtiges Enzym bei der Zellatmung und hilft vorhandenen Sauerstoff für die Zelle verfügbar zu machen, so die korrekte Zellatmung zu ermöglichen und krank machende Gärungsprozesse einzudämmen.

Das Enzym **P4D1** funktioniert, indem es die Erneuerung und Reparatur der DNA stimuliert. Es zeigte sich in Untersuchungen, dass es sogar bei stark zerstörter Zell-DNA nach Röntgenstrahlung wirkte und ein entzündungshemmendes Potenzial besitzt, das an Kortison heranreicht. Aber im Unterschied zu Kortison zeigte P4D1 keine negativen Begleiteffekte.

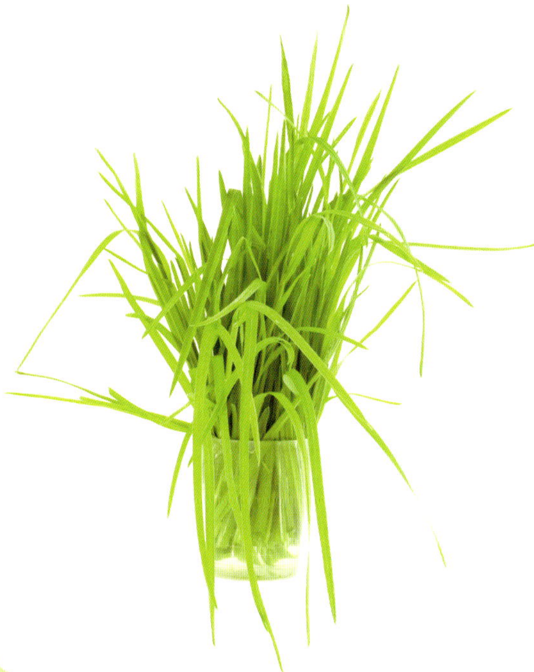

Langlebigkeit durch Getreidegras

Zu all diesen Vorteilen kommt, dass Getreidegras ein ideales Nahrungsmittel ist, um folgendes Ziel zu erreichen: Eine Fülle leicht aufzunehmender Vitalstoffe und Enzyme zuzuführen und das gleichzeitig bei minimaler Kalorienzufuhr.

Der Weg zu höherer Langlebigkeit – bei allen warmblütigen Lebewesen – ist eine leicht verminderte Kalorienzufuhr, also eine eher karge Ernährung in Bezug auf die Kalorien bei gleichzeitiger voller oder erhöhter Vitalstoffzufuhr durch überwiegend vitalstoffreiche Lebensmittel.

Das umgekehrte, leider sehr oft praktizierte Modell wäre: Zu viele leere Kalorien, die den Stoffwechsel belasten bei gleichzeitigem Mangel an Vitalstoffen aus frischen, rohen Pflanzen.

Vorteile für die Schönheit

Der oben angesprochene Vorteil – viele Vitalstoffe, wenig Kalorien – kommt Ihnen natürlich auch entgegen, wenn Sie Gewicht verlieren möchten. Getreidegras ersetzt keine genaue Betrachtung Ihres Essverhaltens und eine entsprechende Umstellung. Wenn Sie dauerhaft weniger wiegen möchten als bisher, ist es auch nötig, dauerhaft ein anderes Verhalten als bisher in Bezug auf die Ernährung zu erlernen.

Getreidegrassaft kann Ihnen aber helfen, weil er mit seinen nur etwa 18 Kalorien pro Glas ein vitales Lebensmittel ist, das enorm sättigt. Er kann sehr gut helfen, den Appetit sowie Heißhunger zu regulieren. Sicher kennen Sie den Tipp, vor dem Essen jeweils ein Glas Wasser zu trinken. Das ist ein guter Tipp. Aber versuchen Sie das Gleiche einmal mit einem Glas Getreidegrassaft vor jeder Mahlzeit!

Sie könnten erstaunt sein, wie viel rascher Sie sich gesättigt fühlen und wie gut Sie Ihre Mahlzeit verdauen werden und wie viel frischer Sie sich nach dem Essen fühlen.

Inzwischen ist sicher keine Überraschung mehr für Sie, dass Getreidegras mit all seinen Vitalstoffen auch ein idealer Schönheitshelfer für

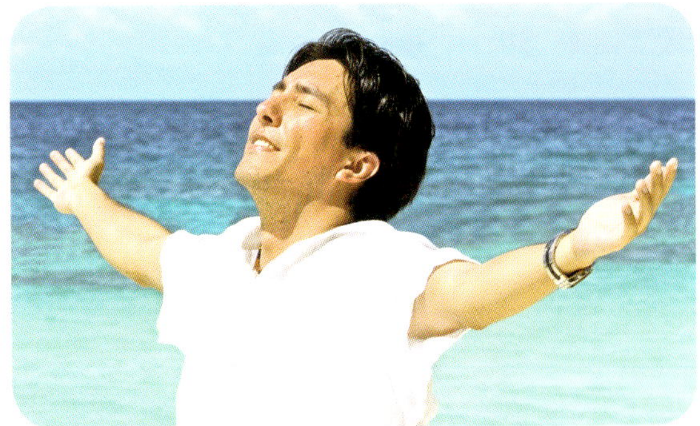

gesunde Haut, Haare und Nägel ist, die vor allem organisch gebundene Mineralien und ein basisches Körperterrain benötigen.

Während die Gräser Ihre genetische angelegte Qualität von Haut, Haaren und Nägeln nicht verändern, so helfen sie Ihnen doch, das Beste aus Ihren Anlagen zu machen und das so lange wie möglich.

Bei folgenden Problemen im Bereich Haut, Haare und Nägel kann Getreidegras hilfreich sein: *Brüchige Nägel, fahle Haut, vorzeitiges Ergrauen der Haare, Haarausfall, brüchiges Haar, Akne, Ekzeme, Schuppenflechte, Neurodermitis, starke Hornhautbildung, Cellulite.*

Eine lichtvollere Einstellung zum Leben

Erstaunlich ist die Fähigkeit von Getreidegras, die Stimmung aufzuhellen und bei regelmäßiger Verwendung zu besseren Energiereserven zu führen, das Schlafbedürfnis zu reduzieren, die Fähigkeit zur Tiefenentspannung zu verbessern und die Stressresistenz zu erhöhen. Natürlich benötigen emotionale und psychologische Probleme entsprechende Behandlung.

Getreidegras hat sich aber als große Unterstützung auf körperlicher Ebene erwiesen bei: *Depressionen, Entwöhnung von Süchten und Abhängigkeit, Burnout-Syndrom, Erschöpfungszuständen, Ängsten und Konzentrationsproblemen.*

Wie komme ich zu Getreidegras?

Getreidegras können Sie selbst zuhause anbauen. Eine Anleitung dazu finden Sie im Anhang. An dieser Anleitung können Sie aber auch rasch ersehen, dass es recht zeitaufwendig ist, dies richtig zu tun. Getreidegras kann seine Wirkungen nur entfalten, wenn Sie es regelmäßig – am besten täglich – zu sich nehmen. Deswegen greifen viele Menschen zu Recht gerne auf Pulver oder Kapseln mit getrocknetem Getreidegras zurück.

Getreidegras ist ökonomisch und ersetzt viele Maßnahmen

Die Gräser sind gleichzeitig wie „Vitamintabletten", „Basenpulver", „Mineralienpulver", „Verdauungsenzyme" und vieles mehr in einem Drink und ersetzen in einer viel umfassenderen Weise Dinge, die viele Menschen versuchen, aus künstlichen Quellen (Vitamine), in anorganischer Form (Mineralienpulver, Basenpulver) oder aus tierischen Quellen (Enzyme aus Tierorganen) zu sich zu nehmen.

Dabei sind auch der Preis und das Verhältnis zwischen Preis und Leistung erstaunlich. Für Pulverprodukte in hoher Qualität werden Sie kaum mehr als etwa 80 Cent pro Tag bezahlen (für zwei Portionen am Tag).

Wenn Sie Getreidegraspulver korrekt verwenden, kann es sogar gut sein, dass Sie finanziell gewinnen. Viele Menschen verwenden den Saft nach einer Weile als Frühstück oder als gelegentlichen Ersatz für das Abendessen und sparen dadurch andere Lebensmittel ein – und das bei vollem gesundheitlichem Nutzen.

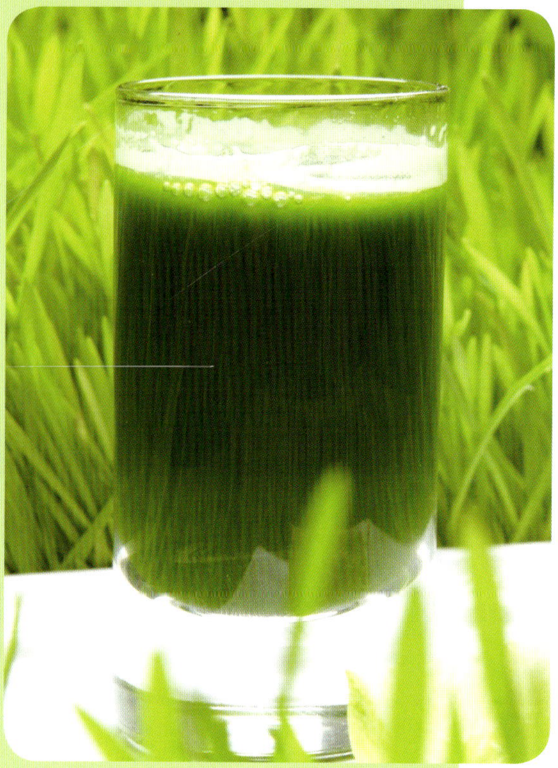

Was muss ich in Bezug auf die Qualität beachten?

Getreidegras, das zuhause auf der Fensterbank gezogen wird, ist zwar frisch, aber oft nicht so reichhaltig in seinen Inhaltsstoffen wie Getreidegras, das in einem idealen Boden mit dem richtigen pH-Wert gezogen wurde, weil es nicht die gleiche Mineralisierung aufweist.

Bei Getreidegrasprodukten verwende und empfehle ich ausschließlich Gräser, die von den Farmen **David Sandovals** stammen. Nachdem Ann Wigmore und Dr. Hagiwara, die für das meiste Know-how in Bezug auf Gräser verantwortlich sind, inzwischen nicht mehr leben, ist David Sandoval nach meiner Kenntnis die einzige Person, die sowohl mit Ann Wigmore als auch mit Dr. Hagiwara noch persönlich eng zusammen gearbeitet hat und daher das gesamte Know-how über Gräser aus beiden Hemisphären besitzt.

David Sandoval – auch Autor des Buches „Grüne Nahrung – Heilende Kraft für Mensch und Erde" – betreibt die Aufzucht der Gräser unter Berücksichtigung aller Schlüsselfaktoren und verfügt über die schonendste Methode zur Trocknung der Gräser in Rohkostqualität.

Wie kann ich Getreidegras verwenden?

Die wichtigste Anwendung ist die innerliche Anwendung von Getreidegrassaft. Dazu wird Getreidegras entsaftet oder Sie kauen auf frischem Getreidegras so lange, bis der Saft entzogen ist, was zwar weniger praktikabel, aber durchaus möglich ist.

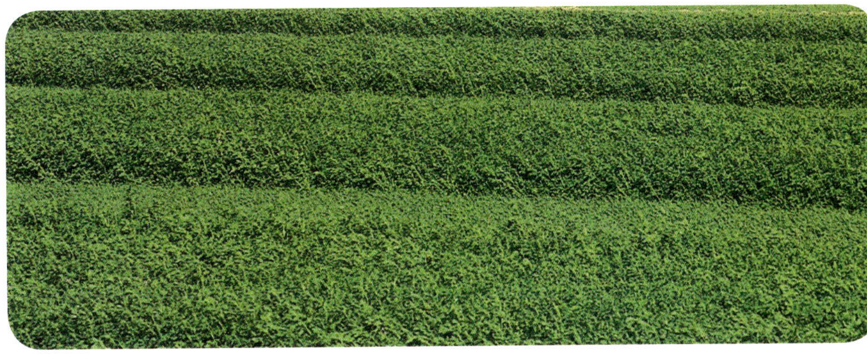

Saft erzeugen Sie auch, indem Sie Getreidegraspulver mit Wasser anrühren.

Eine nicht ganz so ideale Methode ist, Getreidegras in Form von Kapseln zu sich zu nehmen. Dies kann zum Beispiel auf Reisen vielleicht einmal praktisch erscheinen oder als Ersatz, wenn jemand keinen Saft zubereiten möchte. Es ist jedoch etwas weniger effektiv, da sich Kapseln oder auch Presslinge erst im Dünndarm vollständig auflösen. Daher kann die basische Qualität des Getreidegrases seine Wirkungen in diesem Fall auf der Mundschleimhaut, in der Speiseröhre und im Magen nicht entfalten. Je nach dem Ziel Ihrer Anwendung sollten Sie dies mitberücksichtigen.

Getreidegrassaft soll auf nüchternen Magen getrunken werden und auch Kapseln sollen auf nüchternen Magen genommen werden, um die optimale Wirkung zu erzielen. Um die basische Qualität nicht zu beeinträchtigen, soll der Grassaft nicht mit Fruchtsäften gemischt werden. Wasser und Gemüsesäfte, wie zum Beispiel Karottensaft, eignen sich ideal zum Mischen mit dem Getreidegras.

Wie viel Getreidegras soll ich zu mir nehmen?

Bei frisch gepresstem Saft zwischen einer Portion (30 Milliliter) bis vier Portionen (120 Milliliter) am Tag. Wenn Sie Pulver verwenden, berücksichtigen Sie die Dosierungsvorschläge des Herstellers. Bei einem guten Produkt entspricht ein gehäufter Teelöffel, eingerührt in ein 250 Milliliter Glas Wasser einer Portion frisch gepresstem Saft.

Wenn Ihre Nahrung bereits überwiegend aus Gemüse, Salaten, Kräutern, Samen und Früchten besteht und Sie gesund sind, kann es sein, dass eine Portion Getreidegras, also ein Glas mit angerührtem Pulver oder 30 Milliliter frischer Saft, für Sie ausreichen, um die Vorteile zu bemerken und den Grassaft erfolgreich für Ihre langfristige Lebensqualität zu nutzen.

Wenn Sie sich „halbgesund" ernähren, sich also um gesunde Lebensweise bemühen, aber oft nicht 100% konsequent sind, auswärts essen müssen oder zuhause nicht mit frischen Lebensmitteln kochen, sondern viel zu Tiefkühlkost und Brotmahlzeiten greifen, ist mindestens zweimal am Tag eine Portion Getreidegras nötig.

Wenn Sie mit Getreidegras einen Zweck verfolgen – also mehr wollen als eine allgemeine Unterstützung des Körpers – zum Beispiel, wenn Sie versuchen, Ihr Blut zu verbessern oder die Knochen zu stärken, also einen bereits degenerativen Prozess wieder umzukehren, ist dreimal am Tag eine Portion Getreidegras nötig.

Das Gleiche gilt für Stresszeiten wie Prüfungen, Umzug oder emotionale Krisen. Oder wenn Ihre Ernährung hauptsächlich aus stark verarbeiteter Nahrung besteht.

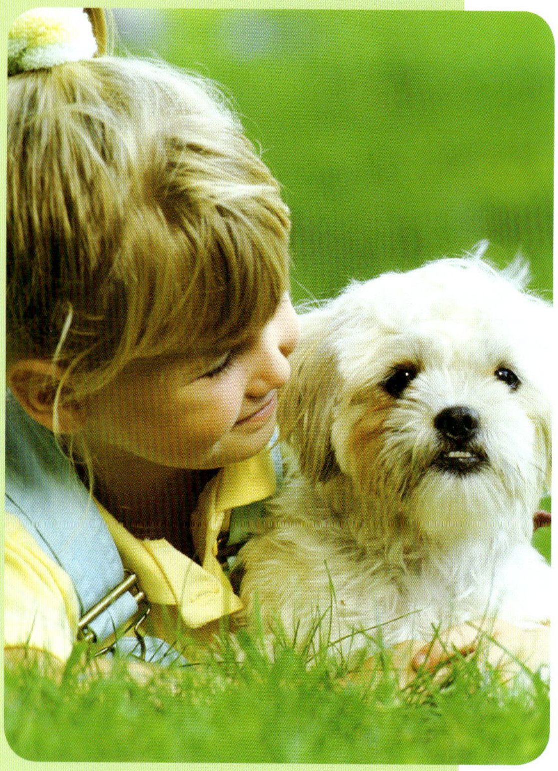

Wie lange soll ich Getreidegras anwenden?

Getreidegras ist ein Nahrungsmittel und kein Medikament, nicht einmal eine Heilpflanze, auch wenn es ein Gemüse ist, das extrem viele verschiedene positive Wirkungen auf die Systeme im Körper hat. Wenn dies berücksichtigt wird, ist diese Frage gleichbedeutend mit einer Frage, die etwa lautet: „Wie lange soll ich Brokkoli anwenden?" Die Antwort ist: So lange Sie die positiven Wirkungen dieser Pflanze in Ihrem Leben haben möchten, so lange bauen Sie diese in Ihren Speiseplan ein.

Verträglichkeit von Getreidegras

Getreidegrassaft ist sehr leicht verträglich. Er wird auf nüchternen Magen getrunken und in weniger als 30 Minuten unter Schonung aller Schleimhäute vollständig aufgenommen.

Er ist für Menschen in jedem Lebensalter und in jedem Gesundheitszustand geeignet. Kindern kann er gegeben werden, sobald abgestillt wurde. Auch für Schwangere, Stillende, sportlich aktive und ältere Menschen ist er bestens geeignet. Es gibt keine Krankheit, die die Verwendung von Getreidegrassaft ausschließen würde, und auch wenn Sie Medikamente nehmen müssen, ist es kein Problem, Getreidegräser in die Ernährung einzubeziehen.

Auch Haustiere, wie Katzen, Hunde, Pferde oder Meerschweinchen profitieren von Getreidegras.

Menschen aller Stoffwechseltypen, aller Blutgruppen und aller Doshas nach dem Ayurveda sowie aller Körpertypen nach der traditionellen chinesischen Medizin profitieren von Getreidegras.

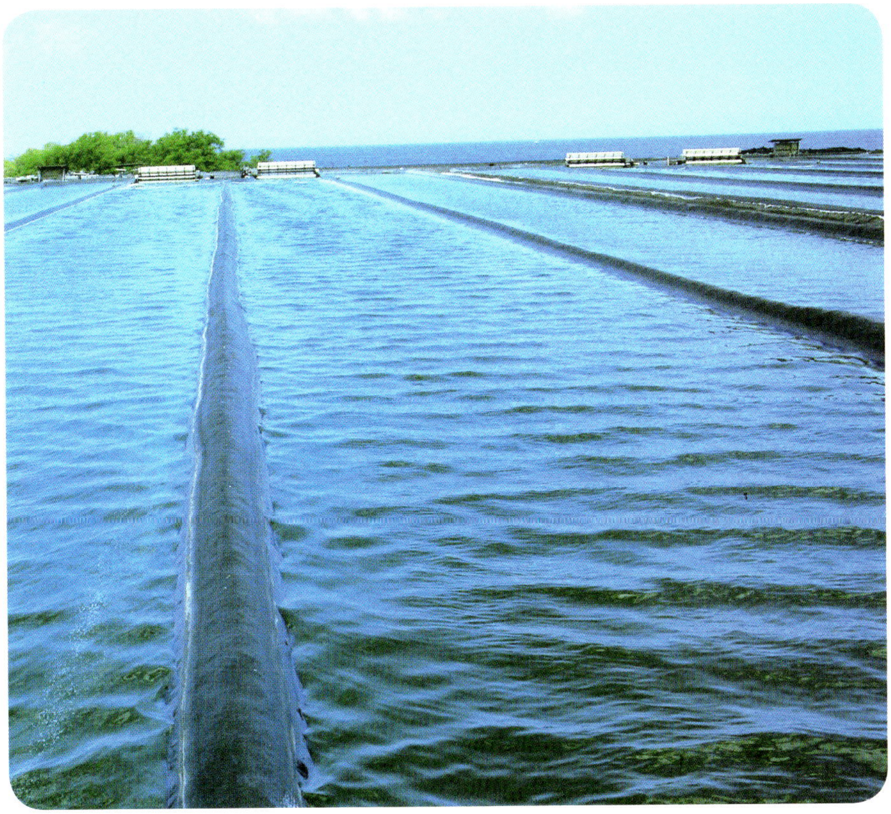

Spirulina

Spirulina

Der größte Dienst, den du einem Land erweisen kannst, ist, ein neues nützliches Nahrungsmittel in seine Kultur einzuführen.

Thomas Jefferson
(US-Präsident, hauptsächlicher Verfasser der amerikanischen Unabhängigkeitserklärung)

Was ist Spirulina genau?

Spirulina ist eine blaugrüne Mikroalge. Sie hat die Form einer kleinen Spirale. Daher stammt auch ihr Name. Sie gehört zur Gattung der Cyanobakterien (Cyan = blau). Das ist eine uralte Lebensform, die vor der Teilung in tierisches und pflanzliches Leben existierte. Spirulina ist daher weder Tier noch Pflanze.

Die Rolle der Algen

Algen wie Spirulina stehen wie Getreidegras an der Basis der Nahrungskette auf unserem Planten. Sie sind sogar wesentlich älter als alle Landpflanzen. Wie die Familie der Gräser die Basis der Nahrung für Landsäugetiere darstellt, so sind Algen ein Grundnahrungsmittel für Meeresbewohner und Wasserbewohner, wie Fische, Krebse, Robben und sogar Wale.

Spirulina in der Ernährung des Menschen

Die uralten Lebensformen Spirulina haben geschätzte dreieinhalb Milliarden Jahre Überleben und Anpassung auf unserer Erde in ihren Nukleinsäuren (RNS/DNS) codiert. Sie verkörpern die Uressenz, die sich manifestierte, als sich die Entwicklung des irdischen Lebens in seinem Anfangsstadium befand. In unserer Gesellschaft bewegt sich vieles in Richtung Künstlichkeit, in Richtung chemische, technische und intellektuelle Errungenschaft. Die Menschen scheinen instinktiv wieder nach diesen ursprünglichen Kräften zu suchen, die in Algen und Gräsern verkörpert sind, und diese als Quelle für Nahrung und Heilung zu nutzen.

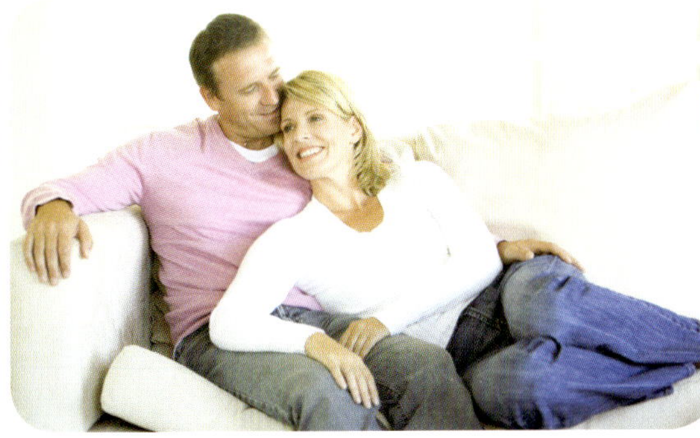

Kleine Spirale – großes Potenzial

Die perfekte spiralförmige Form der Alge hat interessante Symbolkraft. Eine Spirale steht – im Unterschied zum geschlossenen Kreis – für stetiges Vorwärtskommen. Wer der Spirale folgt, dreht sich nicht im Kreis, sondern gelangt langsam aber sicher voran, indem er Bekanntes berücksichtigt und von einem immer höheren Standpunkt betrachtet. Die Spirale ist ein Sinnbild von Wandel und Wiederkehr für zahlreiche Entwicklungsprozesse im Leben.

In der Natur erscheint sie als Spiralnebel im Universum, als Wasserwirbel, als Windbewegung auf der Erde und als DNS-Spirale im menschlichen Körper, und immer steht die Spirale für starke und dynamische Kräfte.

Nutzen von Spirulina

Wie auch die Getreidegräser werden Spirulina Algen im Hippokrates Institut von Ann Wigmore als Grundnahrungsmittel eingesetzt und hoch geschätzt. Spirulina sind inzwischen bekannt als „Supernahrung". Eine große amerikanische Zeitung kürte Spirulina 2006 zum Lebensmittel Nummer eins, um dem Leben mehr Jahre und den Jahren mehr Leben zu geben. Gesundheitsexperten und Leser hatten über die besten Anti-Aging Nahrungsmittel abgestimmt.

In Japan sind Spirulina als Heilmittel für verschiedene Krankheiten zugelassen und viele der Eigenschaften von Spirulina wurden auch durch japanische Studien belegt. Es wurden in Spirulina Wirkstoffe entdeckt, die in dieser Form einzigartig sind und aus pflanzlichem oder tierischem Gewebe nicht bezogen werden können.

Über Spirulina gibt es mehr Untersuchungen als zu Getreidegräsern. Dies hängt damit zusammen, dass seit den beiden Weltkriegen verschiedene Nationen Forschungen zu Spirulina und anderen Algen durchführen, da sie in den Algen eine Alternative zur Proteinversorgung und Nährstoffversorgung der Bevölkerung in Notzeiten sehen. Im Anhang finden Sie Referenzen zu Studien über Spirulina und Stoffen daraus.

Wirkmechanismen von Spirulina

Chlorophyll und Karotine

Die positiven Eigenschaften von Chlorophyll und Karotinen enthalten Spirulina genau wie die Getreidegräser. An Chlorophyll sind sie sogar noch etwas reicher. Während die Getreidegräser die reichsten Quellen für Chlorophyll unter den Landpflanzen sind, so sind Algen wie Spirulina und auch die Chlorella-Alge die reichsten Quellen unter den Wasserpflanzen. Dies macht sie zum Träger aller positiven Eigenschaften von Chlorophyll und zu überlegenen Lichtspeichern. Die Nutzen von Chlorophyll finden Sie auf Seite 14 aufgelistet.

Das Wunder der Heilung vollbringt immer die Natur und nicht der Arzt.

Paracelsus

Basenlieferant und Vitalstoffe

Eine weitere Parallele zum Getreidegras ist, dass Spirulina dem Körper beim Regulieren des Säure-Basen Haushaltes hilft, sowie bei der Aufrechterhaltung der korrekten pH-Werte in allen Körperbereichen und im Blut. Auch Spirulina sind, wie „Multivitamintabletten", „Multimineraltabletten" der Natur, aber eben die Variante aus dem Wasser.

Bei den Vitaminen ergibt sich eine Besonderheit im Gehalt an Vitamin B 12 von Spirulina. Die Alge ist eine Alternative zur Aufnahme dieses Vitamins, wenn Sie keine tierischen Lebensmittel zu sich nehmen möchten. B 12 ist besonders wichtig für die Blutbildung und die Nerven. Es wird benötigt bei der Bildung von Myelin, der schützenden Schicht für viele Nervenstränge, des Rückenmarks und des Gehirns.

Phykozyan – das blaugrüne Farbpigment

Das blaugrüne Pigment ist hauptverantwortlich für viele Wirkungen von Spirulina. Es enthält Eisen in seiner Molekülstruktur wie Hämoglobin, der rote Blutfarbstoff des Menschen. Es enthält aber zusätzlich Magnesium in seiner Molekülstruktur wie das „pflanzliche Blut" oder Chlorophyll und wird als gemeinsamer Vorläufer von Chlorophyll und Hämoglobin angesehen. Es verleiht Spirulina dieses wunderschöne satte Blaugrün.

Phykozyan regt das Immunsystem außergewöhnlich stark auf verschiedenen Wegen an. Es stimuliert die Aktivität der Immunzellen. Es regt die Bildung körpereigener Abwehrstoffe wie Interferon an und stimuliert das Knochenmark und die Aktivität der Stammzellen.

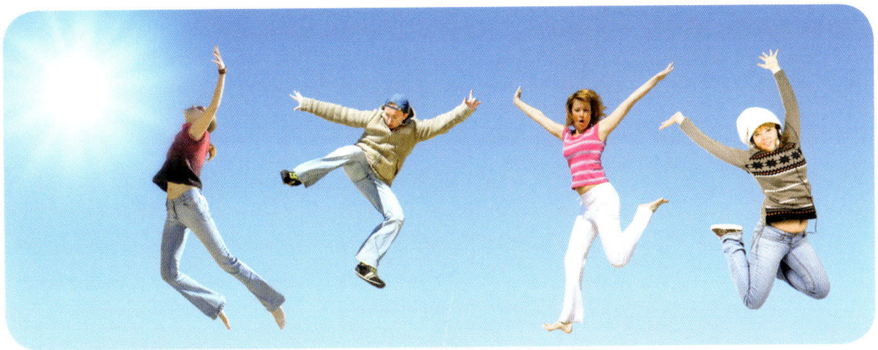

Essenzielle Fettsäuren

Spirulina enthält die wertvollen Fettsäuren Linolsäure und Gamma-Linolensäure. Sie ist überlebenswichtig für die Bildung von Gewebshormonen, den Eicosanoiden. Diese wirken entzündungshemmend, wirken Autoimmunreaktionen und Allergien entgegen, regulieren die Blutfette und den Blutdruck und sind wichtig für Gehirnfunktion und Stimmung. Essenzielle Fettsäuren sorgen außerdem für die Elastizität der Zellwände und eine gesunde Haut. Gamma-Linolensäure hat eine günstige Wirkung bei Arthritis, hohem Blutdruck, Arteriosklerose, Ekzemen, prämenstruellem Syndrom und Vergrößerung der Prostata.

Spezialstoffe in Spirulina

Sulfolipide gehören zu den Stoffen, die in dieser Form nur in Algen vorkommen. Sie sind Verbindungen aus Fettsäuren, die Wirkung gegen die Ausbreitung verschiedener Viren zeigten und wichtig für Gehirn und Nerven sind. Sie sind, wie Vitamin B 12, am Aufbau und der Erhaltung der schützenden Myelinschicht rund um die Nervenstränge beteiligt. Myelin lässt die Signalübertragung reibungsloser verlaufen. Forscher vermuten, dass Sulfolipide einer der Gründe sind, warum Spirulina sich so positiv auf die Konzentrationsfähigkeit auswirkt.

Spirulina und Immunsystem

Spirulina erhöht die Widerstandskraft gegen viele Infektionen. Viren werden an der Ausbreitung gehindert, die Immunzellen werden direkt aktiviert, die Bildung von Stoffen zur Immunabwehr wie Interferon wird unterstützt.

Spirulina regt zusätzlich die Organe an, die zum Immunsystem gehören, wie Knochenmark, Thymusdrüse, Milz und Lymphknoten. Die Unterstützung des Körpers beim Aufbau einer gesunden Mikroflora gehört ebenfalls zu den vielschichtigen positiven Auswirkungen von Spirulina auf die Immunabwehr. Ebenso das Liefern von benötigten Stoffen wie Zink und Selen. Dazu kommen noch die leicht verdaulichen und das Immunsystem stimulierenden Zucker, die Polysaccharide, aus denen die Zellwände von Spirulina bestehen, sowie viele antioxidative Enzyme für den direkten Zellschutz. Die Unterstützung der Immunabwehr auf vielen verschiedenen Ebenen ist sicher einer der zentralen Vorteile dieser Alge.

Rasch Energie auftanken

Die leicht verdaulichen Zellwände aus gesunden Zuckerstoffen, den Polysacchariden, führen auch dazu, dass Sie sich mit Spirulina rasch fühlbare Energie zuführen können und gleichzeitig einen Vitalstoffschub erhalten. Egal ob beim Ausdauersport, vor einer schwierigen Prüfung

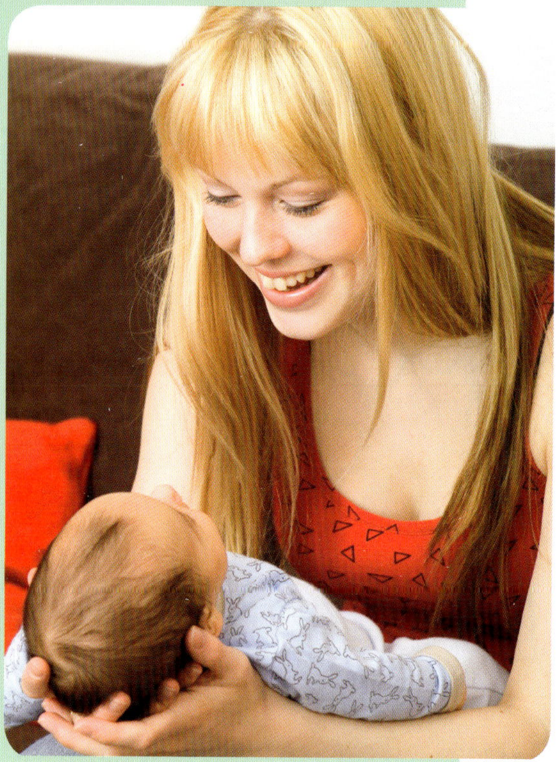

oder einem Meeting, beim Hausputz, beim Ausfüllen Ihrer Steuererklärung oder während einer langen Autofahrt – wenn Ihre Energie oder Konzentration schwindet, eine volle Mahlzeit aber zu belastend wäre, sind eine Handvoll Spirulina Presslinge und ein großes Glas Wasser eine optimale Lösung.

Gleichzeitig schont Spirulina Ihren Verdauungstrakt, belastet nicht, kann sogar helfen, Cholesterin und Triglyceride zu normalisieren und den Blutzuckerspiegel zu balancieren. Spirulina ist auch geeignet zur Ernährung bei Diabetes.

Klarer Kopf mit Spirulina

Auf mehrere Arten unterstützt Spirulina die Konzentration und gesunde Gehirntätigkeit. Die Polysaccharide, die den gesunden Zucker liefern, der für das Gehirn wichtig ist, sind nur eine davon. Der zweite Weg sind die Sulfolipide und die essenziellen Fettsäuren, die den Aufbau der Myelinschichten unterstützen. Der dritte Weg ist das blaugrüne Pigment Phykozyan. Es kann zu einer effizienteren Bildung aller Neurotransmitter, der Botenstoffe im Gehirn, führen. Dass das Gehirn auch Vitalstoffe, wie alle Vitamine der B-Gruppe, Mineralien, Spurenelemente und Aminosäuren für seine Tätigkeit braucht, und diese von Spirulina zusätzlich geliefert werden, rundet das Profil von Spirulina als ideales „Brain-Food“ ab.

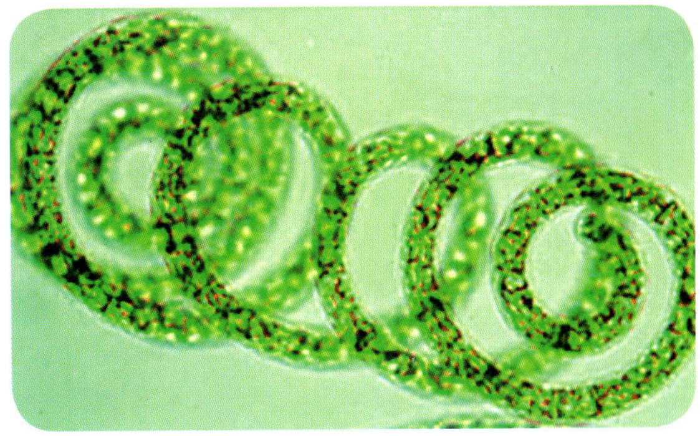

Spirulina und Strahlung

Aufmerksamkeit erregten Therapien bei Kindern in Russland seit dem Atomunfall in Tschernobyl. Die spektakulären Erfolge haben dazu geführt, dass Spirulina in Russland als Therapeutikum bei Strahlenschäden zugelassen wurde. Die Alge vermindert die Aufnahme radioaktiver Materialien in den Körper und fördert die Ausscheidung von Cäsium-137, Strontium-90 und Kalium-40. Durch seine positiven Wirkungen auf den Mechanismus, der unsere DNS intakt hält, hilft Spirulina bei strahlenbedingten Genschäden. Es stimuliert bei Schäden durch Radioaktivität das Immunsystem und die Drüsen, insbesondere die Nebennieren, die Schilddrüse und die Hypophyse, die dann ihrerseits ihren Steuerfunktionen besser nachkommen können.

Bei regelmäßiger Verwendung ist auch ein erhöhter Schutz gegen die schädlichen Wirkungen von UV-Strahlen beobachtet worden.

Spirulina bei Allergie und Entzündung

Mehrere Stoffe in Spirulina bewirken eine Hemmung allergischer Reaktionen und entzündlicher Reaktionen. Zu ihnen gehören die Gamma-Linolensäure, das Chlorophyll und SOD, das Enzym Superoxiddismutase. Bei regelmäßiger Verwendung klingen entzündliche Prozesse, wie bei Arthritis, leichter ab. In Japan wird die Alge auch bei Schleimhautentzündungen wie Gastritis und bei Magengeschwüren eingesetzt. Allergien können sich in einigen Fällen sehr rasch verbessern, wenn genug Spirulina verwendet wird – in diesem Fall etwa 10 Gramm pro Tag. Bei Studien konnten große Mengen Spirulina sogar allergische Schocks gänzlich unterdrücken.

Krebshemmendes Potenzial

Durch die vielen Reparaturstoffe und Enzyme ist Spirulina natürlich auch ein Lebensmittel mit krebshemmendem Potenzial. Es aktiviert auf vielfältige Weise die körpereigenen Abwehrkräfte und ergänzt sich immer – aber besonders für dieses Ziel – ideal mit Getreidegras. Spirulina kann helfen, dass Krebszellen besser vom Immunsystem erkannt werden, sich weniger gut ausbreiten können und die Alge übt einen stimulierenden Effekt auf die Behebung von DNA-Schäden aus.

Gemeinsame Vorteile

Weitere Parallelen zwischen den Getreidegräsern und Spirulina sind die Unterstützung einer gesunden Blutbildung, die Unterstützung der Leber, die wohltuende Wirkung auf die Schleimhäute des Verdauungstraktes, die Unterstützung beim Aufbau einer gesunden Darmflora und die Zügelung von übermäßigem Appetit und Heißhunger sowie die Unterstützung gesunder Haut, Haare und Nägel. Die kraftvollsten Chlorophyllquellen unter den Landpflanzen, die Getreidegräser und die kraftvollsten Chlorophyllquellen aus dem Wasser ergänzen und potenzieren sich in vielen Bereichen.

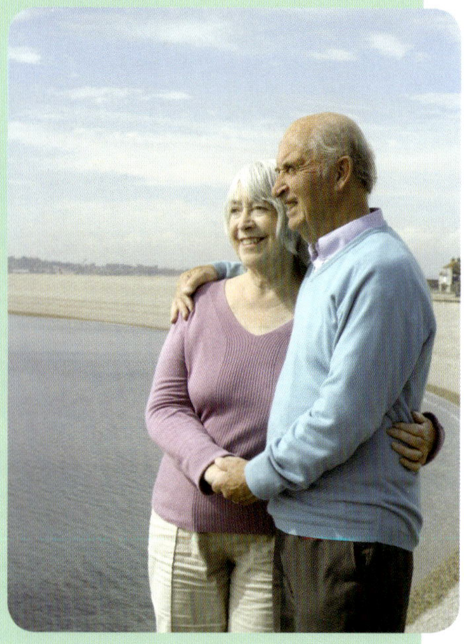

Wie komme ich zu Spirulina?

Spirulina bekommen Sie in Form von Pulver, Kapseln und Presslingen. Je dunkler und je tiefer blaugrün die Farbe ist, desto höher der Gehalt an allen Pigmenten und die Lichtspeicherfähigkeit. Die Sonnenstunden und die Stärke der Fotosyntheseaktivität, die die Alge während ihres Wachstums ausführen konnte, ist, wie bei Getreidegras, ein wichtiges Kriterium. Spirulina gedeihen in der Natur am besten im Brackwasser, also einer Mischung aus Süßwasser und Salzwasser, wie sie an der Mündung von Flüssen vorkommt.

Wie verwende ich Spirulina?

Für die oben beschriebenen Wirkungen sind als Daueranwendung rund 3 – 5 Gramm Spirulina pro Tag nötig. Dies entspricht etwa 6 – 10 Presslingen. Wenn Sie sich besondere Unterstützung von Spirulina für ein spezielles Ziel wünschen, dann wäre eine Menge von 10 Gramm pro Tag besser.

Verträglichkeit von Spirulina

Es sind keine Allergien auf Spirulina bekannt und keine Situationen, in denen Sie die Alge nicht in den oben beschriebenen Mengen essen dürften. Am meisten profitieren Sie – das ist bei Getreidegras genauso – wenn auch der Rest Ihrer Nahrung möglichst frisch und naturbelassen ist und den Bedürfnissen Ihres Körpers und Ihres Lebensstils entspricht, was die Qualität und Quantität betrifft. Oder wenn Sie sich zumindest darum bemühen, in diese Richtung zu gehen.

Spirulina und Getreidegras zum Überdecken der Nachteile einer Nahrung mit Fastfood, Fertigprodukten, Tiefkühlkost, Süßigkeiten, Limonaden und pasteurisierten Säften zu verwenden, ist nur teilweise möglich. Es ist besser als gar nichts zu tun oder künstlich hergestellte Vitamintabletten hinzuzufügen. Aber das volle Potenzial von Spirulina erhalten Sie am besten, wenn auch der Rest Ihrer Nahrung so natürlich wie möglich ist.

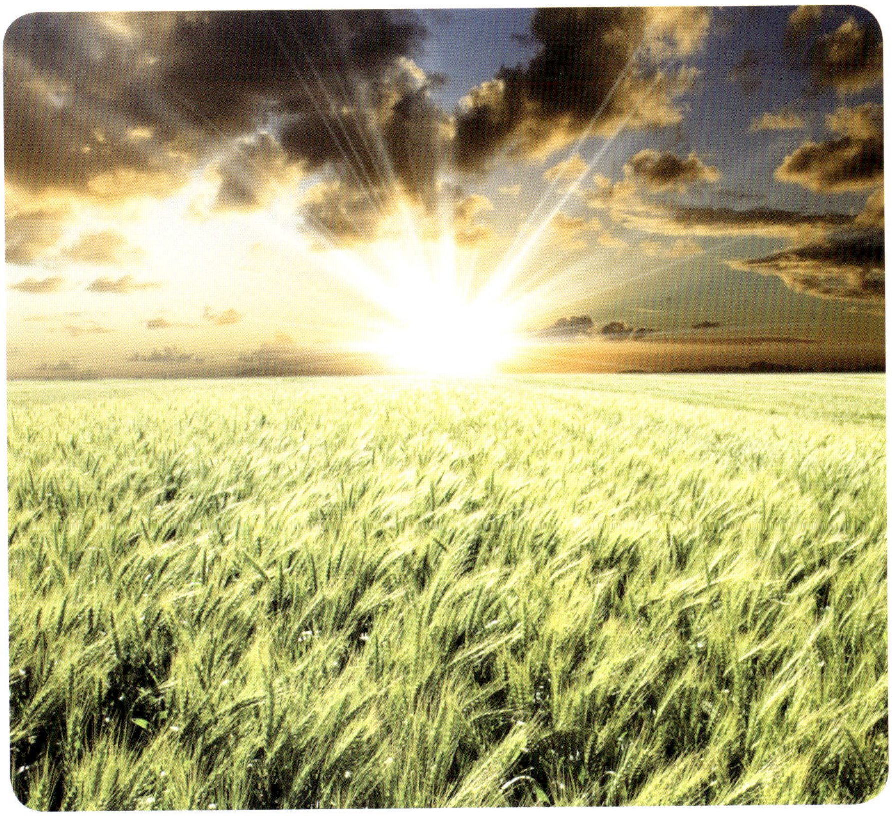

Gerstenkeime

Gerstenkeime

Was sind Gerstenkeime?

Wenn Sie Gerstenkörner befeuchten und einen bis drei Tage ankeimen lassen, entstehen kleine weiße Keime, die aus dem braunen Gerstenkorn hervorragen. Sie enthalten noch kein grünes Chlorophyll, aber sie enthalten eine Fülle von Vitalstoffen, die durch den Prozess des Ankeimens aktiviert werden.

Was ist der Unterschied zu Gerstengras?

Gerstenkeime sind das Vorstadium zum Gerstengras. Die Keime sind bei jedem Getreide das Vorstadium zum jeweiligen Getreidegras. Der Vitalstoffgehalt und die besonderen Eigenschaften von Getreide, in diesem Fall von Gerste, sind in den verschiedenen Stufen des Wachstums anders. Deswegen macht es Sinn, neben der Verwendung von Getreidegras auch Getreidekeime in die Nahrung miteinzubeziehen.

Die Geschichte der Gerste

Die Aufzeichnungen über die Kultivierung von Gerste als Grundnahrungsmittel in vielen Zivilisationen reichen bis 2.800 vor Christus zurück. Sie stammen aus China, aus dem Industal, aus Griechenland und aus Ägypten, und überall war die Gerste ein hoch geschätztes, zum Teil auch als heilig erachtetes Nahrungsmittel. Die Babylonier und Sumerer benutzten Gerste als eine Art Währung, als Zahlungsmittel. In den römischen Legionen war Gerste ein wichtiges – oft einziges – Nahrungsmittel auf langen Märschen und auch für die Gladiatoren war es wichtig zur Stärkung. Die römischen Gladiatoren erhielten deswegen vom Volk den Spitznamen „Hordearii", was soviel bedeutet wie „Gerstenesser". Hippokrates verwendete Brei aus angekeimter Gerste als universales Stärkungsmittel für seine Patienten.

Keime verkörpern die Energie des neu entstehenden Lebens und können sie an den menschlichen Körper weitergeben.

Ann Wigmore

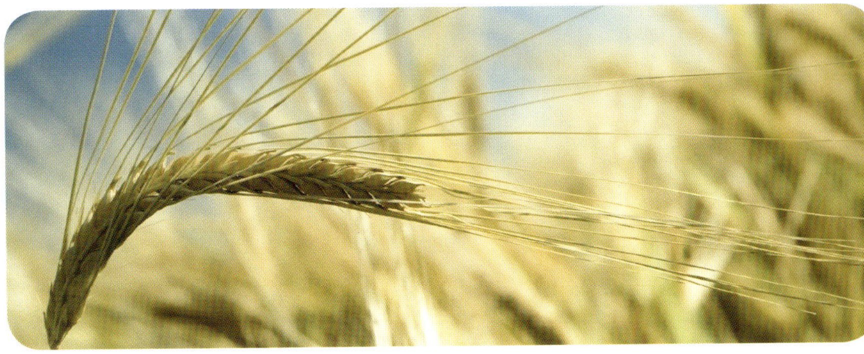

Gerstenkeime als Kraftnahrung

Im Stadium des ersten Ankeimens ist das ganze Gerstenkorn tatsächlich die beste Kraftnahrung. Reicher an gesunden Kohlenhydraten als das Getreidekorn und jedes Mehl oder andere Produkt daraus. Im Stadium des Ankeimens hat der Gerstenkeim etwas mehr direkt verwertbare Kalorien und Substanz, von der Gehirn und Muskeln zehren können, als später, wenn das Getreidegras entsteht. Gekeimte Gerste ist wie lebendiges, rohes, vom Sonnenlicht erwärmtes, frisches „Brot", nur nahrhafter. Während Getreidegräser wie junge Grünpflanzen wirken – aber auch mit mehr aktiven Inhaltsstoffen. Ein Stadium – Keimling oder Gras – ist daher nicht besser als das andere und ein Stadium ersetzt das andere nicht vollständig, sondern jedes bietet eine neue Dimension, die beim Essen von Getreide in gekochter oder gebackener Form oder als Mehl nicht vorkommt.

Getreide – aber basenbildend und glutenfrei

Mit dem ersten Ankeimen unter Einwirkung von Wasser und Tageslicht oder Sonnenlicht „erwacht" das Korn. Es verliert gleichzeitig die negativen Eigenschaften, die mit dem Essen von Getreide oft verbunden werden, wie den Gehalt an Gluten, eine Neigung säurebildend zu wirken und das Potenzial übermäßige Schleimbildung hervorzurufen. Dazu kommt die Vervielfachung der Nährstoffe durch die beginnende Enzymaktivität.

Enzymaktivität in Gerstenkeimen

Gerstenkeime, sowie Keime und Sprossen generell, sind ein Feuerwerk an Enzymaktivität, was ganz natürlich ist, da sie das sprießende, beginnende, aktiv werdende Leben verkörpern. Diese Katalysatoren für den Stoffwechsel helfen beim Zellschutz und bei den Reparaturfunktionen im Körper. Auch die Gerstenkeime enthalten bereits – wie die Gräser – das wichtige Enzym SOD (Superoxiddismutase), das als Anti-Aging Enzym bezeichnet wird, weil es ein so hervorragender Radikalfänger ist. SOD wird normalerweise im Körper gebildet und Gerstenkeime sowie Getreidegräser scheinen nicht nur SOD zu liefern, sondern auch die körpereigene Bildung des Enzyms zu stimulieren. Die Menge an körpereigenem SOD im Gewebe wurde nach dem Genuss von Gerstenkeimen als erhöht gemessen.

Beim Essen das Immunsystem stärken

Die Kohlenhydrate in Gerstenkeimen liegen zu einem großen Anteil als sogenanntes Betaglucan vor. Betaglucan ist eine kleine Sensation, weil es Sie nähren kann wie andere Kohlenhydrate, aber gleichzeitig das Immunsystem stimuliert, was einzigartig ist.

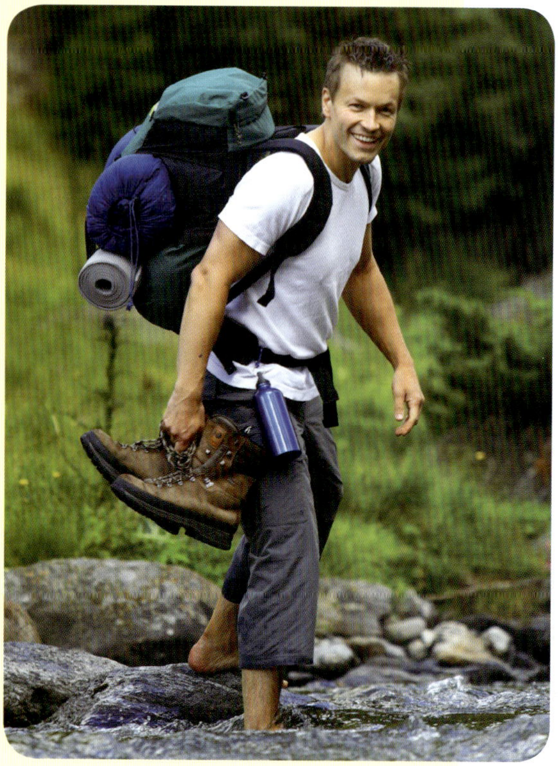

Um den Vergleich mit dem lebendigen „Brot" wieder zu verwenden: Sie haben hier eine Art Brot, das Sie nicht nur hervorragend sättigt, sondern gleichzeitig Ihr Immunsystem anregt. Was man von den gebackenen Varianten oder gekochtem Getreide nicht behaupten kann. Dies und die enzymatische Aktivität und der Vitalstoffreichtum sind auch der Hintergrund für das so genannte Essener Brot, das in seiner ursprünglichen Form aus Getreidekeimen besteht, die nur zu einem Teig zerrieben und an der Sonne oder in einem Dörrgerät „gebacken" werden, also nicht über 40 Grad erhitzt.

Betaglucan hilft dem gesamten Stoffwechsel

Diese besondere Form der Kohlenhydrate – Betaglucan – stimuliert nicht nur die Abwehrzellen Ihres Immunsystems, sondern weist auch Anti-Tumor Aktivität und antibakterielle Aktivität auf. Betaglucan kommt in geringer Menge auch in den Keimlingen von Hafer und Weizen vor, sowie in den sogenannten Vitalpilzen wie Reishi und Maitake, die in Asien wichtige Heilmittel darstellen. Über Betaglucan weiß man inzwischen auch, dass es sich regulierend auf den Blutzuckerspiegel auswirken und die Blutfettwerte normalisieren kann. Dadurch ergibt sich durch Betaglucan ein vermindertes Risiko für Herz-Kreislauf-Erkrankungen.

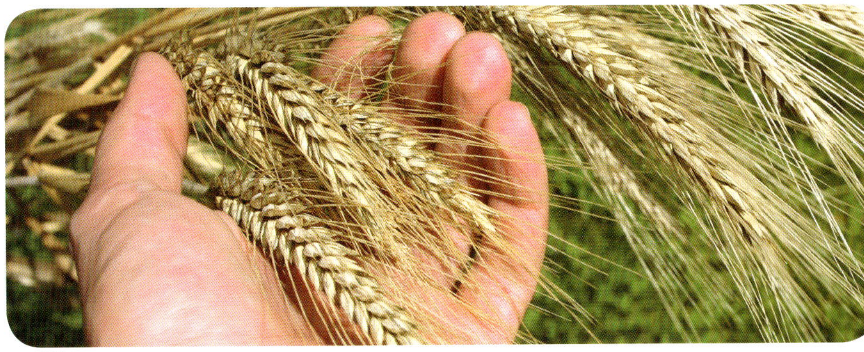

Die Verdauung optimal unterstützen

Gerstenkeime, die zu einem Brei zermahlen oder zu einem Pulver getrocknet und mit Wasser wieder befeuchtet werden, sind nicht nur außerordentlich nahrhaft, sondern auch besonders leicht bekömmlich. Werden Gerstenkeime für sich oder auf nüchternen Magen gegessen, schonen sie nicht nur die Schleimhäute, sondern sie pflegen sie und unterstützen deren gesunde Bildung und Erhaltung. Getreidekeime bilden eine gelartige Schicht im Bereich des Dünndarmes und die Kohlenhydrate werden langsam und über Stunden ins Blut abgegeben, was eine lang anhaltende Energie, lang anhaltende Sättigung und einen stabilen Blutzucker erzeugt, während Sie sich nicht voll und belastet fühlen.

Das ist zum Beispiel hilfreich, wenn Sie abnehmen möchten, eine Mahlzeit unterwegs ersetzen müssen, Ihre Verdauungsleistung eingeschränkt ist, bei Ausdauersport, für ältere Menschen, für schwangere Frauen und stillende Mütter. Brei aus Gerstenkeimen kann ein Baby unmittelbar nach dem Abstillen bekommen und jeder Mensch bis ins hohe Alter kann ihn verwenden und vertragen.

Betaglucan in Gerstenkeimen wirkt auch übermäßigem Wachstum von Candida-Pilzen, anderen Darmpilzen sowie der Ausbreitung ungesunder Bakterienstämme im Bereich des Verdauungstraktes entgegen.

Wie komme ich zu Gerstenkeimen?

Eine Anleitung zum Ankeimen von Gerste finden Sie im Anhang. Gerstenkeime sind auch als frisches, enzymatisch aktives Pulver erhältlich. In dieser Form können die Gerstenkeime binnen Sekunden in Wasser eingerührt werden und Ihnen, wo Sie auch sind, zur Verfügung stehen. Sie sind auch essenzielle Überlebensnahrung in Ausnahmesituationen, weil sie eine vollständige Mahlzeit darstellen, leicht gelagert werden können und nur Wasser zur Aktivierung benötigen. Pulver aus getrockneten Gerstenkeimen wurde zum Beispiel in den USA nach dem Hurrikan Katrina eingesetzt, um eingeschlossene Personen oder Personen, die ihre Häuser verloren hatten, mit sinnvoller Nahrung zu versorgen.

Gerstenkeime als gesundes Essen

Für Gerstenkeime gibt es keine „Dosierung“, sie sind einfach gesunde lebendige Nahrung, die viele immunstimulierende Kohlenhydrate enthält. Sie sättigen hervorragend über vier bis sechs Stunden hinweg. Man verwendet für eine solche Portion zum Beispiel eine gute Hand voll frischer Keimlinge, die man sehr gut kaut, oder zu einem Brei vermahlene Keimlinge oder einen gehäuften Esslöffel enzymatisch aktives rohes Pulver aus Gerstenkeimen.

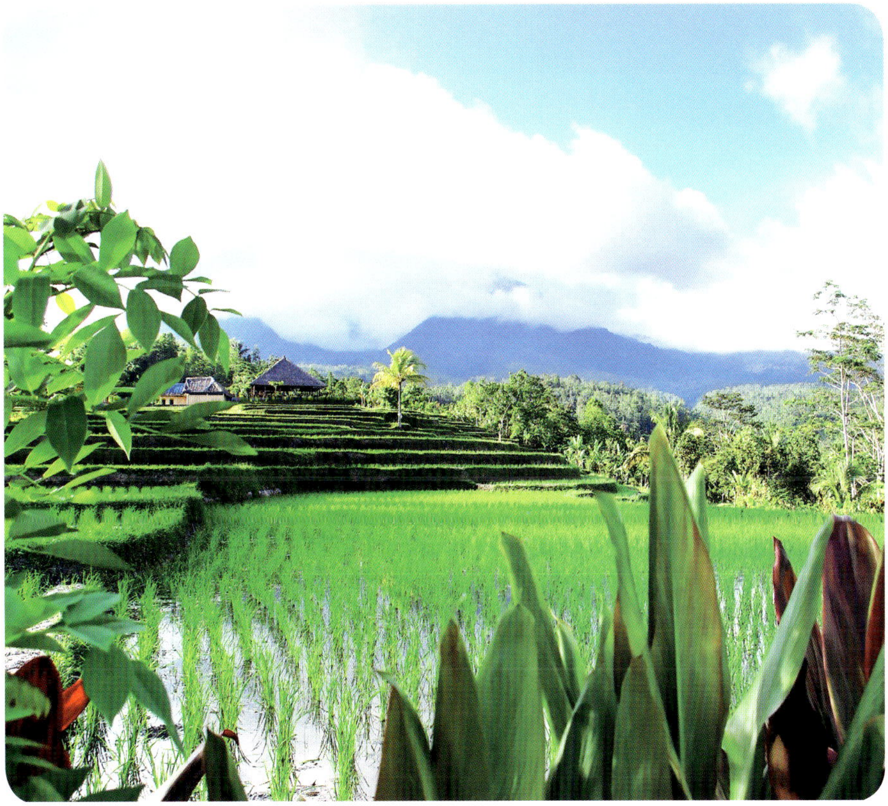

Reiskeime und Reiskleie

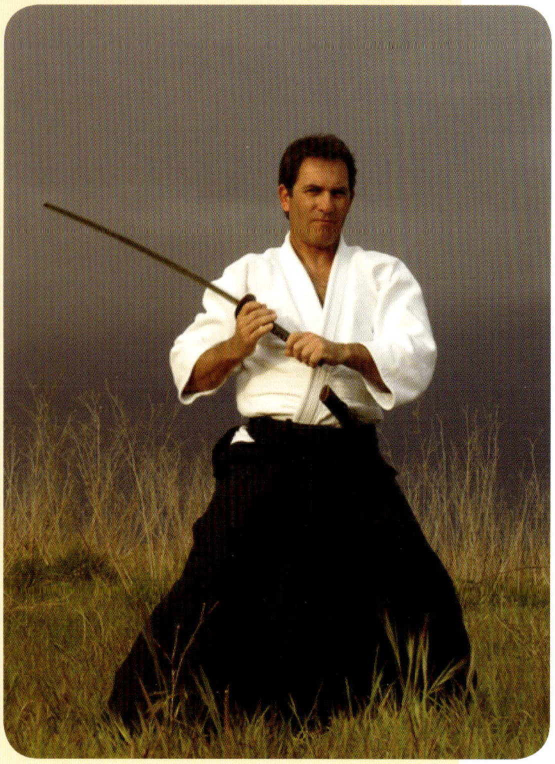

Reiskeime und Reiskleie

Was ist Reiskleie genau?

Reiskleie ist das äußere Häutchen vom braunen Reis gemeinsam mit dem Reiskeim. Beides wird entfernt, wenn weißer geschälter Reis erzeugt wird. Reiskleie und der Reiskeim sind der wertvollste Teil von Reis. Dennoch werden beide praktisch nie zur Ernährung oder zur Verbesserung der Gesundheit vom Menschen benutzt. Wenn Vollreis ganz bleibt, ist das zwar besser und einige Vitalstoffe überstehen zum Teil das Kochen. Die enormen Vorteile, die im folgenden Kapitel für „Reiskleie" beschrieben werden, beziehen sich nur auf rohe Reiskleie, die noch die rohen Reiskeime beinhaltet und deren erstaunliche Inhaltsstoffe.

Geschichte der Nutzung von Reis

Reis ist ein wichtiges Grundnahrungsmittel vieler Kulturen, besonders in Asien, Afrika und Lateinamerika. Wie massiv Reis von Menschen als Nahrung kultiviert und verwendet wird, zeigt sich an folgender Zahl: Ein Fünftel – also 20% aller vom Menschen weltweit konsumierten Kalorien – kommen täglich aus Reis. Die ältesten historischen Aufzeichnungen über die Verwendung von Reis stammen aus Indien von etwa 3.000 vor Christus. Von Indien aus hat sich der Anbau von Reis nach Westen und Norden verbreitet und wurde in Europa während des Mittelalters bekannt.

Natürlich wird der Reis in diesem Zusammenhang fast immer gekocht, geröstet, vergoren, gebacken, als Reismehl oder Reisnudeln verwendet und sehr oft als weißer Reis. Das ergibt eine gute und billige Quelle für Kalorien und Stärke, aber nicht sehr viel mehr.

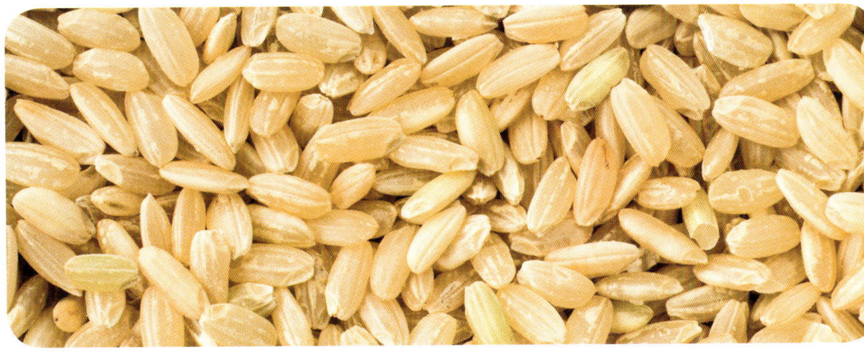

Derzeitige „Nutzung“ von Reiskleie

Reiskleie wird aus Geschmacksgründen und optischen Gründen entfernt, weil weißer Reis noch süßer schmeckt, wenig Anforderungen an ein ausführliches Kauen stellt, schöner aussieht, eine kürzere Kochzeit benötigt und sich länger lagern läßt. Er hat sich paradoxerweise als Zeichen von „Wohlstand“ und „Fortschritt“ durchgesetzt und verkauft sich besser, sowohl im Westen als auch in Ländern, in denen die Nahrung auf Reis basiert.

Reiskleie wird entweder weggeworfen, Tierfutter oder Fertigprodukten beigemischt und erhitzt, konserviert oder pasteurisiert. Sie wird zum Beispiel verwendet, um die Produktion von Wurst oder Sojawurst zu verbilligen, weil man billigere Masse erzeugen kann mit einem geringeren Anteil an Fleisch oder Soja. Wirken im Sinne von Hippokrates Nahrung kann Reiskleie in dieser Form nicht.

Nicht nur der Reis leidet, wenn die Reiskleie und der Keim entfernt werden, sondern auch die Kleie selbst. Sie ist sehr reich an natürlichen Ölen, die, einmal entfernt, schnell oxidieren – also ranzig und teilweise unwirksam werden. Das ist einer der Gründe, warum die entfernte Kleie oft als mühsam zu verarbeiten, nutzlos und verderblich missachtet wird.

Reiskleie für die Gesundheit

Dabei ist Reiskleie eines der besten Nahrungsmittel mit einer Reihe von pflanzlichen Heilstoffen und wertvollen Nährstoffen. Diese können wirken, wenn der Reis eingeweicht und angekeimt wird, wie zuvor bei der Gerste beschrieben oder wenn die Reiskleie von hochwertigem Vollreis sofort nach dem Entfernen in Rohkostqualität getrocknet wird. Das ergibt ein stabiles, süß schmeckendes, butterweiches Pulver, das alle wertvollen Stoffe für etwa zwei Jahre erhält.

Meister asiatischer Kampfsportarten nutzten Reiskleie aus rohem Reis als Stärkungsmittel und als „Geheimtipp“ für Muskelaufbau, Konzentration und Energie. Nach den nächsten Absätzen wird sicher verständlich, warum. Sie setzten die Kleie frei, indem sie einfach an rohem Vollreis herumlutschten und kauten, bis er komplett eingespeichelt und weich war. Ein Vorgang, der durch die Enzyme im Speichel ähnlich einem verkürzten Einweichen und Ankeimen wirkt.

Besondere Dichte an Radikalfängern

Die Reiskleie ist ein öliges Lebensmittel, also reich an wertvollen Fetten. Dies bewirkt, dass Reiskleie eine ideale natürliche „Verpackung“ für fettlösliche Nährstoffe ist, in einer Weise, wie es zum Beispiel Obst wegen des hohen Wasser- und Zuckeranteils niemals sein könnte. Rohe Reiskleie besitzt enorme antioxidative Kraft. Mehr als 70 verschiedene antioxidative Stoffe wurden bisher in Reiskleie gefunden.

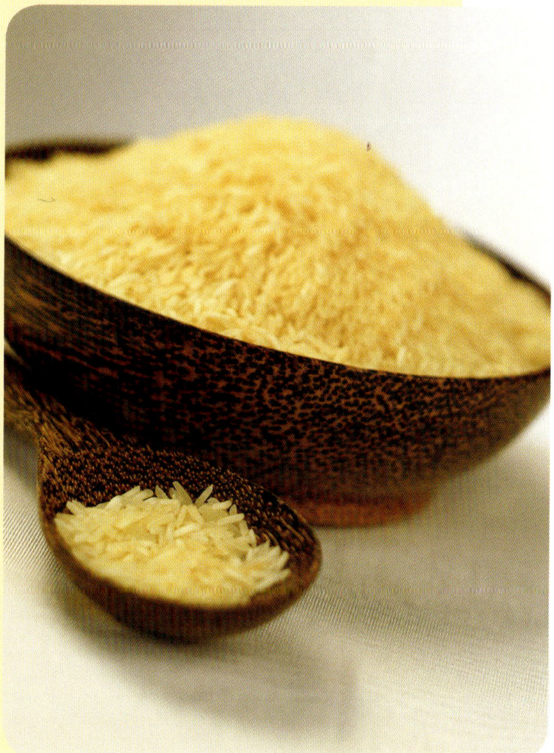

Antioxidantien schützen die Zellen, indem sie freie Radikale binden, die die Zellen schädigen würden. Die fettlöslichen Antioxidantien in Reiskleie können besonders die Zellwände schützen.

Vitamin E zum Schutz der Zellen

Reiskleie ist eine reiche, natürliche Quelle für die gesamte Gruppe der E-Vitamine. Vitamin E, also Tocopherol, ist nicht nur ein einzelner Stoff, sondern es gibt eine ganze Gruppe natürlicher Tocopherole und Tocotrienole – alles Arten von Vitamin E – die in der Natur gemeinsam, aber in unterschiedlicher Stärke vorkommen. Reiskleie ist besonders reich an den Tocotrienolen, der stärksten Form von Vitamin E, aber auch an allen anderen bekannten Formen.

Vitamin E ist der wichtigste fettlösliche Radikalfänger. Es schützt nicht nur die Zellwände vor vorzeitiger Oxidation, sondern auch empfindliche Stoffe im Körper, wie die Hormone der Adrenalindrüsen, der Hirnanhangdrüse und die Geschlechtshormone. Es wirkt dem Verkleben der Blutplättchen entgegen und normalisiert die Blutgerinnung. Es stabilisiert die Zellwände der roten Blutkörperchen und unterstützt so deren Lebensdauer und Funktion. Es kann Trübungen der Augenlinse verhindern und das Risiko für Brustkrebs und Lungenkrebs senken. Es schützt die Signalübertragung der Nerven und verringert Entzündungen und Versteifung der Gelenke.

Was ist Gamma-Oryzanol?

Reiskleie enthält auch eine Gruppe von antioxidativen Stoffen, die Gamma-Qryzanol genannt werden. Diese wurde bisher in keiner einzigen anderen Pflanze gefunden. Sie verbessert die Durchblutung und wirkt Stagnationen im Blutfluss entgegen. Gamma-Oryzanol hilft magere Muskelmasse aufzubauen und den Fettanteil im Körper zugunsten der Muskelmasse zu verringern, weil es die Signale positiv beeinflusst, die der Körper dazu benötigt.

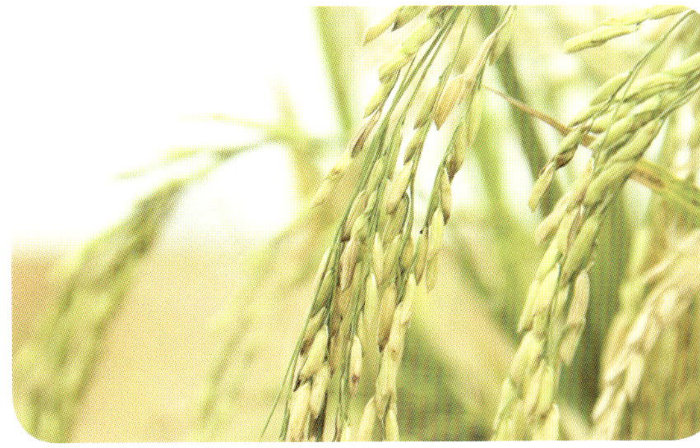

Es stimuliert die Ausschüttung des menschlichen Wachstumshormons in der Hirnanhangdrüse, das diese Vorgänge reguliert. Das Wachstumshormon hat aber noch viele weitere Wirkungen, wie Unterstützung beim Abnehmen, Reduzierung von Falten und Förderung der Elastizität der Haut, Hilfe beim Erhalt der Knochendichte, Stärkung des Herzmuskels und Erhalt des Erinnerungsvermögens.

Deswegen ist es eines der begehrtesten Hormone im Bereich von Anti-Aging, Bodybuilding und anderen Sportarten. Es wird dazu aber oft als Einzelstoff aus tierischer oder synthetischer Quelle gegeben.

Reiskleie gilt als eines der wenigen Nahrungsmittel zur Unterstützung der Bildung des menschlichen Wachstumshormons auf natürlichem Weg im Körper selbst, auch beim Erwachsenen über fünfunddreißig Jahren.

„Superenzyme" in Reis

Ähnlich wie gekeimte Gerste enthält auch die Reiskleie effektive Enzyme wie SOD (Superoxiddismutase) für Zellschutz und Zellstoffwechsel; oder wie Glutathionperoxidase, die bei der Entgiftung des Körpers hilft und bei der Behandlung von Arthritis, Leberzirrhose nach Alkoholmissbrauch, Multipler Sklerose und Asthma eingesetzt wird.

Das Enzym wirkt auch übermäßiger Schleimbildung im Körper entgegen und unterstützt das Atmungssystem.

Lezithin für Gehirn und Nerven

Reiskleie ist eine hervorragende pflanzliche Quelle für Lezithin. Lezithin ist eine fettige Substanz, die auch in der Leber gebildet wird. Sie ist in einigen Nahrungsmitteln, zum Beispiel auch in Eiern oder Sojabohnen, enthalten.

Es hilft im Körper bei der Verbindung von fetthaltigen und wasserhaltigen Substanzen und verbessert die Aufnahme aller fettlöslichen Nährstoffe. Von der Leber gelangt Lezithin mit dem Gallenfluss über den Darm ins Blut und in den ganzen Körper.

Lezithin ist besonders wichtig für eine gesunde Gehirnfunktion und für die Nerven. Lezithin macht etwa 30% des Trockengewichtes der Gehirnmasse aus. Lezithin wird auf breiter Basis zur Unterstützung von Gehirn und Konzentrationsvermögen eingesetzt. Während Lezithin sich als nicht sehr effektiv bei Alzheimer erwiesen hat, hilft es hingegen hervorragend bei der Verbesserung der Aufmerksamkeitsspanne und der Lernfähigkeit bei Kindern und Erwachsenen. Dieser Nährstoff hat auch einen leicht beruhigenden Effekt und kann helfen Hyperaktivität zu reduzieren.

Lezithin wirkt der Bildung von Gallensteinen sowie hohem Blutdruck entgegen.

Es hilft bei der Muskelkoordination ebenso wie bei visuellem und verbalem Erinnerungsvermögen. Die wichtigen B-Vitamine in Reiskleie unterstützen die Effekte von Lezithin zusätzlich.

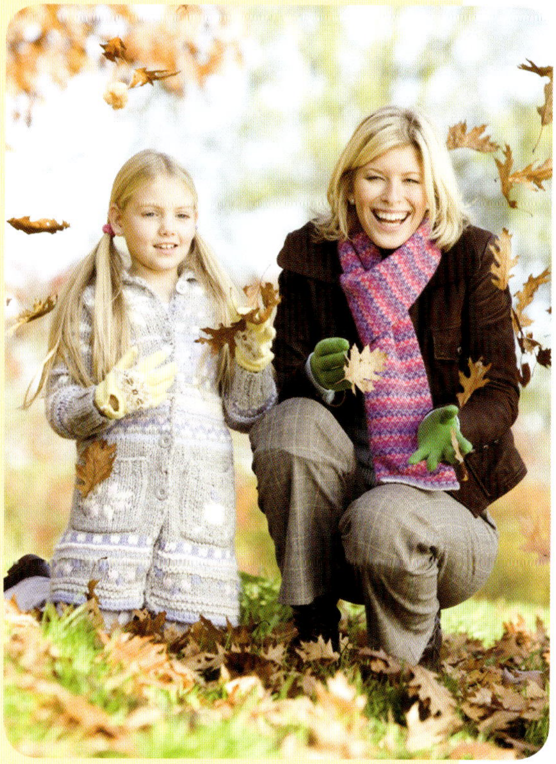

Eine Quelle für Q 10 und Mineralien

Reiskleie ist auch eine pflanzliche Quelle des Coenzyms Q 10. Es unterstützt den Zellstoffwechsel und das Herz. Eine günstige Wirkung von Q 10 wurde auch bei Diabetes und Fibromyalgie, bei der Verlangsamung der Alzheimer Krankheit und der Makuladegeneration sowie bei Migräne und chronischem Müdigkeitssyndrom beobachtet.

Wie Getreidegräser, Gerstenkeime und Algen ist auch Reiskleie ein vollwertiges Hippokrates Nahrungsmittel mit einer ganzen Bandbreite an Mineralien. Darunter auch wieder Zink und Selen, die für das Immunsystem wichtig sind und die in ähnlich großen Mengen nur in rohen – nicht gerösteten, nicht gebackenen – Kürbiskernen und Sonnenblumenkernen vorkommen.

Wie komme ich zu Reiskleie?

Wie im Kapitel „Reiskleie für die Gesundheit" beschrieben, gibt es drei Wege, von denen zwei zugegeben etwas kompliziert und auch nicht besonders wohlschmeckend sind. Sie können den Vollreis einweichen und ankeimen. Sie können es theoretisch so machen wie die asiatischen Kampfsportmeister und an rohem Reis lutschen oder Sie können Reiskleie als Pulver essen, das in Rohkostqualität getrocknet wurde.

Das Pulver schmeckt sehr gut und kann auch gut mit anderen Zutaten vermischt werden, zum Beispiel bei Dips für Gemüse und bei pflanzlichen Aufstrichen, weil Reiskleie auch eine bindende und cremige Qualität in jedes Rezept einbringt. Das Pulver kann auch in Säfte oder Wasser gemischt werden.

Für alle in diesem Buch erwähnten Nahrungsmittel finden Sie Bezugsdaten auf der letzten Seite dieses Buches.

Wieviel soll ich verwenden?

Um zu den beschriebenen Wirkungen zu kommen, ist eine Menge von mindestens zwei Tassen rohem Reis oder eingeweichtem und gekeimtem Reis erforderlich oder zwei gehäufte Teelöffel von Pulver mit roher Reiskleie.

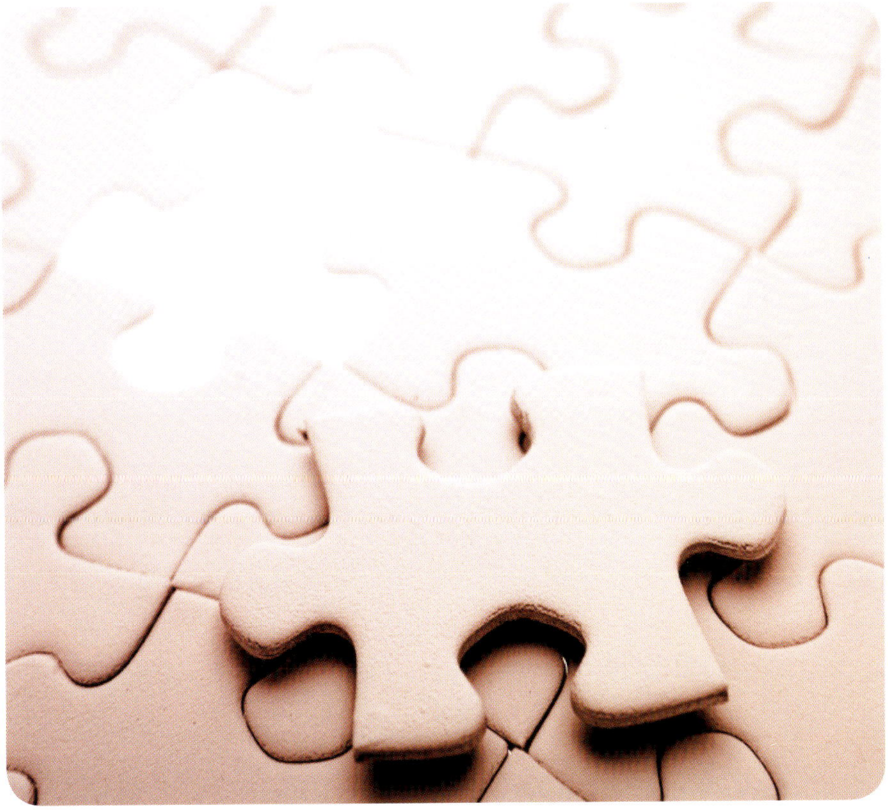

Hippokrates Nahrung

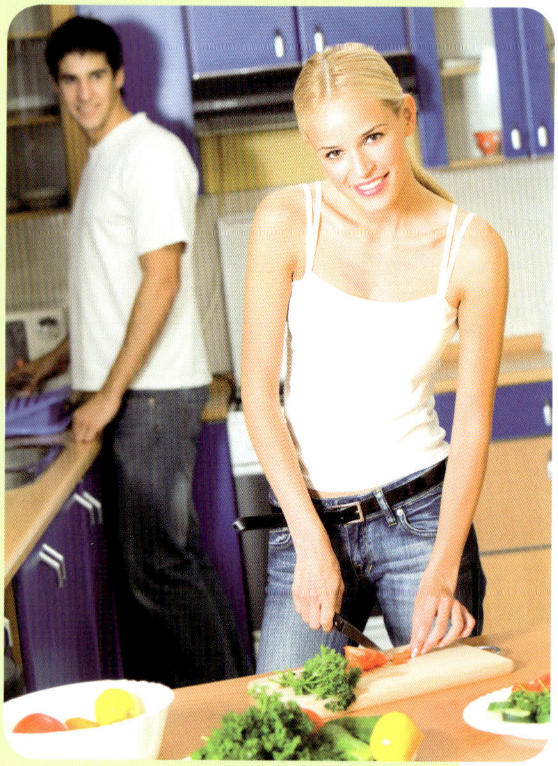

Hippokrates Nahrung

Vermeiden Sie „Lebensmittelfreie" Nahrung!

Dr. Bernhard Jensen

Kriterien für Hippokrates Nahrung

Hier in Kurzform noch einmal einige wichtige Merkmale, die Nahrungsmittel als Hippokrates Nahrung auszeichnen:

- → Hohe Vitalstoffdichte bei wenigen Kalorien
- → Große Bandbreite an vielen verschiedenen Vitalstoffen
- → Besondere Pflanzenstoffe, von denen potenzielle Heilwirkung ausgeht
- → Hohes antioxidatives Potenzial für den Zellschutz
- → Fülle an Enzymen als Katalysatoren für den Stoffwechsel
- → Aktive Unterstützung des Immunsystems durch das Nahrungsmittel
- → Aktive Unterstützung der Säure-Basen Regulation im Körper
- → Stimulierende Inhaltsstoffe für gesunde Drüsen und Hormonsekretion
- → Aufbauende Inhaltsstoffe für Gehirn und Nerven
- → Unterstützen die Entgiftungsfunktionen bereits während des Essens
- → Leicht verdaulich und nicht belastend
- → Roh, angekeimt oder eingeweicht zu verwenden
- → Roh, angekeimt und eingeweicht auch gut verträglich
- → Bewirken kein Übergewicht – helfen bei Bedarf, es abzubauen.

Weitere Beispiele für Hippokrates Nahrung

Diese Punkte oder die meisten davon erfüllen zum Beispiel auch eine ganze Reihe anderer Süßwasseralgen und Meeresalgen wie Chlorella, Kelp, Gigartina und Dumontacea. Gemüse aus der Familie der Kreuzblütler wie Brokkoli und alle Kohlsorten sind gute Beispiele, sowie Sprossen und Keime aus Hülsenfrüchten wie Alfalfa, Mungbohnen, Adzukibohnen, Linsen oder Sprossen aus Kleesorten wie Rotklee oder Bockshornklee.

Dunkle grüne Blattgemüse, wie Feldsalat und viele Wildkräuter, sind wertvolle Hippokrates Nahrung und können dem Körper in dieser Weise helfen. Wurzelgemüse wie Topinambur, Yamswurzel und Süßkartoffel, aber auch Karotten und Rote Bete liefern wertvolle pflanzliche hormonähnliche Stoffe oder leisten beste Dienste bei Entgiftung von Leber und Darm.

Stars im Rahmen der Hippokrates Nahrung sind auch die Ölsaaten, also Samen, die meist nur dazu hergenommen werden, Öle bester oder auch nicht so guter Qualität daraus zu gewinnen. Sie gehören zu den kraftvollsten Heilern, wenn sie ganz gelassen werden und sind gleichzeitig Quellen für wertvolle Fettsäuren und Eiweiß. Allerdings nur eingeweicht, gut eingespeichelt, angekeimt oder frisch geschrotet und nicht geröstet oder gebacken. Leinsamen, Sesam, Kürbiskerne und Sonnenblumenkerne, aber auch Mandeln gehören zu dieser Gruppe der Samen.

Bei den Früchten sind es diejenigen mit der tiefsten Pigmentierung, die die wertvollsten Pflanzstoffe beinhalten, am besten in nicht gezüchteter und nicht gekreuzter Form und in einer ursprünglichen Sorte. Beeren wie Heidelbeeren, Himbeeren, Preiselbeeren, aber auch Sauerkirschen und Granatapfel gehören dazu.

Die große Macht der „Babypflanzen"

Die wichtigsten Vertreter bleiben aber Pflanzen im Anfangsstadium des Lebens, sogenannte „Babypflanzen", wie Keime, Sprossen und Gräser sowie die Nahrungsmittel im Stadium des Bakteriums und des Einzellers, wie Spirulina und Chlorella. Unter Einfluss von ausreichend „Babypflanzen" und Algen vollbringt der Körper oft Akte der Regeneration, zu denen er theoretisch und „offiziell" nicht fähig ist. Dies ist das größte, wenn auch offene Geheimnis im von Ann Wigmore gegründeten Hippokrates Institut. Dort machen Babypflanzen 25% oder mehr der Gesamtnahrung aus und sind ein Grundnahrungsmittel – keine Nahrungsergänzung –, zusammen mit anderen Salaten, Gemüsen und Samen und getreideähnlichen Pflanzen, wie Quinoa und Amaranth. So werden dort seit über fünfzig Jahren Erfolge erreicht, die bei Nahrung, welche von gängigen Nahrungsmittelgruppen dominiert ist, nur schwer erreichbar sein werden. Egal wie diese zusammengestellt wird und wie viele Tabletten mit künstlichen Vitaminen jemand in bester Absicht dazu schluckt.

So lassen Sie Nahrung Ihr Heilmittel sein

Mit der Entscheidung für viele dieser kraftvollsten Sorten aus jeder Nahrungsmittelgruppe und mit der Auswahl der besten und potenziell heilenden Quellen für die Grundnährstoffe Kohlenhydrate, Fette, Eiweiß, Vitamine und Mineralien können Sie Ihren Körper schon während des Essens mit Vitalstoffen, Heilstoffen und gesunden Pigmenten aller Regenbogenfarben und mit Enzymen „fluten". Wo immer möglich, ist es ideal, Nahrungsmittel ungekreuzter Sorten aus einer guten biologischen Quelle ohne zugesetztem Dünger zu verwenden. Mit der DNS im Erbgut der besten Pflanzensorten nehmen Sie auch die Information über Vielfalt, Überleben und Anpassung auf unserem Planeten auf. Sie stärken Ihre Verbindung zur Natur und ihren Lebensgesetzen und Zyklen sowie zu Ihrem inneren Heiler, dem Ausgangspunkt für wahre und dauerhafte Veränderung.

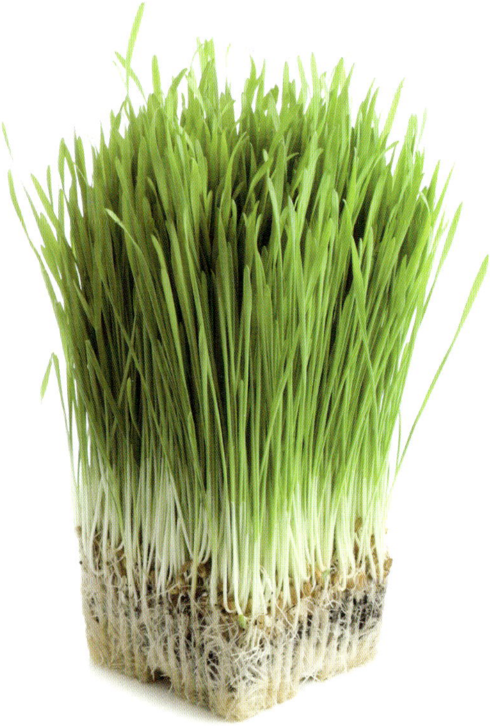

Anhang

„Befeuchte Dein Korn, so dass der Engel des Wassers es betreten kann. Dann lass es atmen, so dass der Engel der Luft es umarmen kann. Von morgens bis abends gib ihm Tageslicht, so dass der Engel des Sonnenscheins es durchdringt."

Aus den Essener Schriftrollen

Anleitungen

Wie Sie selbst Getreidegras herstellen

- Mischen Sie Erde zu gleichen Teilen mit Torf oder gesiebtem Kompost. Besorgen Sie einige Hartplastik-Pflanzschalen oder Tabletts, je nach der Menge an Getreidegras, das Sie ziehen wollen.
- Zum Herstellen von Getreidegras eignet sich Kamut, biologischer Winterweizen, der im Naturkosthandel erhältlich ist oder Gerste. Waschen Sie die Körner und weichen Sie sie 12 Stunden ein, dann gießen Sie das Wasser ab, spülen die Körner gut durch und lassen Sie sie weitere 12 Stunden sprossen.
- Verteilen Sie die Erde 3 cm hoch auf den Tabletts. Lassen Sie an den Rändern niedrige Furchen für überschüssiges Wasser frei. Glätten Sie die Erde und verteilen Sie die gesprossten Körner auf der Oberfläche.
- Gießen Sie die bepflanzten Tabletts, bedecken Sie jedes Tablett mit einem weiteren, das Sie umgekehrt darüberstülpen und stellen Sie die Tabletts 3 Tage zur Seite.
- Decken Sie die Tabletts am vierten Tag ab, gießen Sie die Erde und stellen Sie die Tabletts in direktes Tageslicht. Gießen Sie täglich, um die Erde feucht zu halten.
- Ernten Sie das Getreidegras wenn es 18 bis 25 cm hoch ist mit einem scharfen Messer so nahe wie möglich an der Wurzel ohne Erde mit heraus zu ziehen.
- Verwenden Sie Getreidegras sofort nach der Ernte. Falls es notwendig ist, kann es bis zu 7 Tage in einem bedeckten Gefäß im Kühlschrank aufbewahrt werden.
- Zur Entsaftung von Getreidegras benötigen Sie eine Saftpresse, die speziell für Getreidegras geeignet ist.

Wie Sie selbst Gerstenkeime herstellen

- Waschen Sie die Gerstenkörner und weichen Sie sie für 12 Stunden ein.
- Gießen Sie das Einweichwasser ab und spülen Sie die Körner gut durch.
- Lassen Sie die Körner 2-3 Tage lang keimen, während Sie sie täglich zweimal mit Wasser durchspülen.
- Benutzen Sie am besten ein Keimglas aus dem Naturkosthandel mit einem Gitter als Deckel. Auf diese Weise können Sie das Glas nach dem Spülen schräg aufstellen, damit restliches Wasser ablaufen kann.
- Sie können auch selbst Löcher in den Deckel eines Marmeladeglases stechen und damit den gleichen Effekt erzielen.

Wie Sie selbst Reiskeime herstellen

- Verwenden Sie nur frischen Vollreis so knapp wie möglich nach der Ernte.
- Fragen Sie beim Kauf nach, ob es möglich ist, den Zeitpunkt der Ernte zu erfahren.
- Reis, der länger als 6 Monate gelagert wurde, keimt oft nicht mehr gut.
- Nicht alle Reissorten keimen gleich gut; versuchen Sie verschiedene, die Sie in Ihrem Naturkostladen erhalten. Manche Sorten von Reis sind teilweise geschält oder wurden zur Desinfektion erhitzt, sehen aber noch aus wie Naturreis. Diese Sorten keimen nicht.
- Weichen Sie den Vollreis 24 Stunden in lauwarmem Wasser ein.
- Gießen Sie das Wasser ab und lassen Sie den Reis 2-3 Tage keimen, während Sie ihn täglich zweimal durchspülen. Während andere Getreide oder Samen leicht bei Temperaturen zwischen 16 und 30 Grad sprossen und bezüglich der Temperatur nicht empfindlich sind, benötigt Reis je nach Sorte etwas mehr Wärme. Mindestens 23 Grad – aber besser wären 25-30 Grad, wenn Sie dies einrichten können.
- Stellen Sie die Keime immer an einen hellen Platz mit Tageslicht, aber nie in die pralle Sonne.

Buchempfehlungen

Ann Wigmore: The Wheatgrass Book – How to Grow and Use Wheatgrass to Maximize your Health and Vitality. Verlag: Avery. ISBN 0-89529-234-3

Ann Wigmore: The Hippocrates Diet and Health Program – A Natural Diet and Health Program for Weight Control, Disease Prevention, and Life Extension. Verlag: Avery. ISBN 0-89529-223-8

Ann Wigmore: The Sprouting Book – How to Grow and use Sprouts to Maximize your Health and Vitality. Verlag: Avery. ISBN 8-89529-246-7

Ann Wigmore: The Blending Book – How to Blend Fruits and Vegetables for Better Health. Verlag: Avery. ISBN 0-89529-761-2

Brian R. Clement, PhD, NMD, LNC: Hippocrates LifeForce – Superior Health and Longevity. Verlag: Healthy Living Publications. ISBN 978-1-57067-204-0

Brian R. Clement: Living Foods for Optimum Health – Your Complete Guide to the Healing Power of Raw Foods. Verlag: Three Rivers Press. ISBN 0-7615-1448-1

Dr. Edward Howell: Enzyme Nutrition – Unlocking the Secrets of Eating Right for Health, Vitality and Longevity (The food Enzyme Concept). Verlag: Avery. ISBN 0-89529-221-1

Paul Pitchford: Healing with Whole Foods – Asian Traditions and Modern Nutrition. Verlag: North Atlantic Books. ISBN 1-55643-430-8 (Taschenbuch) – ISBN 1-55643-471-5 (Gebundene Ausgabe)

Rose-Marie Nöcker: Das große Buch der Sprossen und Keime. Verlag: Heyne. ISBN 3453864018

David Sandoval: Grüne Nahrung – Heilende Kraft für Mensch und Erde. Verlag: Verein zur Förderung von Wellness und Selbsthilfe Steyr. ISBN 3-9501911-8-6

Martina und Michael Friedinger: Entgiftung durch Pflanzen – Nach David Sandoval. Verlag: Verein zur Förderung von Wellness und Selbsthilfe Steyr. ISBN 3-9501911-2-7 (Taschenbuch) – ISBN 3-9501911-3-5 (Hörbuch)

Referenzen Getreidegräser und Chlorophyll

Cremer L, Herold A, Avram D, Szegli G. 1996. Inhibitory capacity of some fractions isolated from a green barley extract upon TNF alpha production by the cells of the THP-1 human monocytes line. Roum Arch Microbiol Immunol. 1996 Oct-Dec; 55(4): 285-94.

Duke JA. 1992. Handbook of Phytochemical Constituents of GRAS Herbs and Other Economic Plants. CRC Press, Boca Raton, FL, pp. 293-295.

Kanauchi O, Iwanaga T, Mitsuyama K. 2001. Germinated barley foodstuff feeding. A novel neutraceutical therapeutic strategy for ulcerative colitis. Digestion. 2001; 63 Suppl 1: 60-7.

LeVasseur SA, Helme RD. 1991. A double-blind clinical trial to compare the efficacy of an active based cream F14001 against a placebo non-active based cream for the treatment of pressure ulcers in a population of elderly subjects. J Adv Nurs. 1991 Aug; 16(8): 952-6.

Mitsuyama K, Saiki T, Kanauchi O, Iwanaga T, Tomiyasu N, Nishiyama T, Tateishi H, Shirachi A, Ide M, Suzuki A, Noguchi K, Ikeda H, Toyonaga A, Sata M. 1998. Treatment of ulcerative colitis with germinated barley foodstuff feeding: a pilot study. Aliment Pharmacol Ther. 1998 Dec; 12(12): 1225-30.

Hagiwara, Y. Study on green juice powder of young barley (Hordeum vulgare L) leaves II: Effect on several food additives, agricultural chemicals, and a carcinogen. Presented at the 98th National Meeting of the Japanese Society of Pharmaceutical Science (1978).

Hagiwara, Y., Sayuki, S., Miysuchi, T., Otake,H., Abe, S., Kuramoto, M., and Takada, K. Study on green barley extract. Presented at the 99th National Meeting of the Japanese Society of Pharmaceutical Science, Sapporo (1979).

Osawa, T., Katsuzaki, H., Hagiwara, Y., and Shibamoto, T. A novel antioxidant isolated from young green barley leaves. 1992, J. of Agricultural and Food Chemistry, Vol. 40 (7): 1135-1138

Miyake, T. and Shibamoto, T. Inhibition of Malonaldehyde and acetaldehyde formation from blood plasma oxidation by naturally occurring antioxidants. 1998, J. of Agricultural and Food Chemistry, Vol. 46 (9): 1135-1138.

Nakajima, S., Hagiwara, Y., Hagiwara, H., and Shibamoto, T. Effect of the Antioxidant 2"-O-Glycosylisovitexin from young green barley leaves on acetaldehyde formation in beer stored at 50 degree C for 90 days. 1998, Journal of Agricultural and Food Chemistry, Vol. 46 (4): 1529-1531.

Durham, J., Ogata, J., Nakajima, S., Hagiwara, Y., and Shibamoto, T. Degradation of organophosphorus pesticides in aqueous extracts of young green barley leaves (Hordeum vulgare L). 1999, J. of the Science of Food and Agriculture, Vol. 79: 1311-1314.

Tamura. 1959. The effect on experimental anemia of radioactive Co60 chlorophyllin.

Lam & Brush. 1950. Chlorophyll and wound healing.

Randle, Sober, Kohler. 1940. The distribution of the 'grass juice factor' in plant and animal materials.

Kohler et al. 1939. The grass juice factor

Kohler et al. 1936. Growth stimulating properties of grass juice

Kohler. 1944. The effect of stage of growth on the chemistry of the grasses.

Ohtake et al. 1985a. Studies on the constituents of green juice from young barley leaves. Effect on dietarily induced hypercholesterolemia in rats.

Ohtake et al. 1985b. Studies on the constituents of green juice from young barley leaves.

Peryt et al. 1992. Mechanism of antimutagenicity of wheat sprout extracts.

Ben-Ayre et al. 2002. Wheat grass juice in the treatment of active distal ulcerative colitis.

Carpenter. 1949. Clinical experiences with chlorophyll preparations.

Smith & Livingston. 1943. Chlorophyll. An experimental study of its water soluble derivatives in wound healing.

Bowers. 1947. Chlorophyll in wound healing and suppurative disease.

Smith. 1944. Chlorophyll: An experimental study of its water soluble derivatives.

Egner et al. 2001. Chlorophyllin intervention reduces aflatoxin-DNA adducts in individuals at high risk for liver cancer (Qidong, China).

Kohler, Elvehjem & Hart. 1938. The relation of the ‚grass juice factor' to guinea pig nutrition.

Peryt et al. 1988. Antimutagenic effects of several subfractions of extract from wheat sprout.

Brush & Lamb. 1942. The effect of the topical application of several substances on the healing of experimental cutaneous wounds.

Osborn. 1943. On the occurrence of antibacterial substances in green plants.

Zdzienicka et al. 1982. Antimutagenic action of some plant factors.

Lai et al. 1980. Antimutagenic activities of common vegetables and their chlorophyll content.

Breinholt et al. 1995. Mechanisms of chlorophyllin anticarcinogenesis against aflatoxin B-1.

Chernomorsky & Segelman. 1988. Review Article: Biological activities of chlorophyll derivatives.

Marwaha et al. 2004. Wheat grass juice reduces transfusion requirements in patients with thalassemia major: a pilot study.

Goldberg. 1943. The use of water soluble chlorophyll in oral sepsis.

Gahan, Kline & Finkle. 1943. Chlorophyll in the treatment of ulcers.

Lakhanpal et al. 1966. Evidence for an unidentified growth factor(s) from alfalfa and other plant sources.

Referenzen Spirulina und Phykozyan

Ayehunie S., Belay A., Hu Y., Baba T., Ruprecht R., 7th IAAA Conference, Knysna, South Africa April 17, 1996. Inhibition of HIV-1 replication by an aqueous extract of Spirulina platensis (Arthrospira platensis).

Baojiang G., et al, Second Asia-Pacific Conference on Algal Biotechnology, April 25-27, 1994, p. 24. Study on Effect and Mechanism of Polysaccharides of Spirulina platensis on Body Immune Functions Improvement.

Babu.,M., et al, Nutrition and Cancer 1995, V. 24, No. 2, p.197-202. Evaluation of Chemoprevention of Oral Cancer with Spirulina fusiformis.

Belay A., Ota Y., Miyakawa K., Shimamatsu H., Journal of Applied Phycology 5:235-241, 1993. Current Knowledge on Potential Health Benefits of Spirulina.

Carmichael, et al Scientific American January 1995. "The Toxins of Cyanobacteria".

Evets L.B. et al Grodenski State Medical University, January 15, 1994 Russian Federation Committee of Patents and Trade, Patent Number: (19) RU (11) 2005486 C1 (51) 5 A 61K35/80. Means to Normalize the levels of Immunoglobulin E Using the Food Supplement Spirulina.

Fukino H., Takagi Y., Yamane Y., Eisei Kagaku 36: 5.,1990. Effect of Spirulina Platensis on the renal toxicity induced by inorganic mercury and cisplatin.

Hayashi T. & Hayashi K., et al, Journal of Natural Products 1996, Vol. 59, No. 1, 83-87, American Chemical Society and American Society of Pharmacognosy. Calcium Spirulan, an Inhibitor of Enveloped Virus Replication, from a Blue-Green Alga Spirulina platensis.

Hayashi K., et al, Phytotherapy Research, Vol. 7, 76-80 (1993). An Extract from Spirulina platensis is a Selective Inhibitor of Herpes Simplex Virus Type 1 Penetration into HeLa Cells.

Hayashi O., et al, Journal of Nutritional Sciences and Vitaminology, 40, 431-441, 1994. Enhancement of Antibody Production in Mice by Dietary Spirulina platensis.

Kolman A., et al Toxicology Letters, 48 (1989) 165-169 Elsevier. Radioprotective effect of extract from Spirulina platensis in mouse bone marrow cells studied by using the micronucleus test.

Lisheng L., et al, Marine Sciences, Qindao China, N. 5, 1991, p. 33-38. Inhibitive Effective and Mechanism of Polysaccharide of Spirulina platensis on Transplanted Tumor Cells in Mice.

Pang Qishen et al, Acta Genetica Sinica (Chinese Journal of Genetics), V.15(5) p. 374-381, 1988. Enhancement of Endonuclease Activity and repair DNA Synthesis by Polysaccharide of Spirulina platensis.

Qureshi M.A., Kidd M.T., and Ali R.A., Journal of Nutritional Immunology V.3(4) 1995, pages 35-45. Spirulina platensis Extract Enhances Chicken Macrophage Functions After in vitro Exposure.

Qureshi M.A., Ali R.A., Immunopharmacology, Jan. 1996. Phagocytic potential of Feline macrophages after exposure to a water soluble extract of spirulina in vitro.

Qureshi M.A., Garlich J.D., Kidd M.T., Immunopharmacology and Immunotoxicology, 1996 (submitted), "Dietary Spirulina platensis Enhances Humoral and Cell-mediated Immune Functions In Chickens".

Zhang C., et al, 1994 Second Asia-Pacific Conference on Alga Biotechnology, April 25-27, p.58. The Effects of Polysaccharide and Phycocyanin from Spirulina platensis variety on Peripheral blood and Hematopoietic system of Bone Marrow in Mice.

Albert M.J., Mathan V.I., and S.J. Baker. 1980. Vitamin B-12 synthesis by human small intestinal bacteria. Nature 283:781-782.

Burger R.L., Schneider R.J., Mehlman C.S., and R.H. Allen. 1975. Human Plasma R-type vitamin B-12 binding proteins. J. Biol. Chem. 250:7707-7713.

Chamorro-Cevallos G. 1980. Toxicological research on the alga Spirulina. UNIDO, 24 Oct. 1980. UF/MEX/78/048. (In French).

Ciferri O. 1983. Microbiological Reviews. Spirulina, the edible organism. December pp 572.

Ford J.E. 1953. The microbiological assay of "vitamin B12". The specificity of the requirement of Ochromonas malhamensis for cyanocobalamin. Br. J. Nutr. 7:299-306.

Herbert V. 1994. Staging vitamin B12 (cobalamin) status in vegetarians. Am. J. Clin. Nutr. 59S:1213S-1222S.

Herbert V. 1988. Vitamin B12: plant sources, requirements, and assay. Am. J. Clin. Nutr. 48:852-858.

Mark F. McCarty, NutriGuard Research, Encinitas, California, J Med Food 10 (4) 2007, 566–570. Clinical Potential of Spirulina as a Source of Phycocyanobilin.

Carmelina Gemma, Michael H. Mesches, Boris Sepesi, Kevin Choo, Douglas B. Holmes and Paula C. Bickford. The Journal of Neuroscience, July 15, 2002, 22(14):6114–6120. Diets Enriched in Foods with High Antioxidant Activity Reverse Age-Induced Decreases in Cerebellar -Adrenergic Function and Increases in Proinflammatory Cytokines.

Ingrid Stromberg, Carmelina Gemma, Jennifer Vila, Paula C. Bickford. Experimental Neurology 196 (2005) 298 – 307. Blueberry- and spirulina-enriched diets enhance striatal dopamine recovery and induce a rapid, transient microglia activation after injury of the rat nigrostriatal dopamine system.

Referenzen Gerstenkeime und Betaglucan

Czop, Joyce K., "The Role of Beta.-Glucan Receptors on Blood and Tissue Leukocytes in Phagocytosis and Metabolic Activation". Pathology and Immunopathology Research; 5:286-296. Harvard Medical School. 1986.

Hunter K, Gault R, Jordan F, "Mode of Action of B-Glucan Immunopotentiators-Research Summary Release," Department of Microbiology, University of Nevada School of Medicine, Jan 2001.

Mansell P.W.A., Rowden G., Hammer C.; Clinical experiences with the use of glucan. Chirigos MA, ed.; Immune Modulation and Control of Neoplasia by Adjuvant Therapy. Raven Press, New York 255-280; 1978.

Lahnborg G., Hedstrom K.G., Nord C.E.; "The Effect of Glucan - A Host Resistance Activator and Ampicillin on Experimental Intraabdominal Sepsis". Journal of Reticuloendothelial Society. 32: 347-353. 1982.

Makinodan T, Kay M; "Age Influence on the Immune System," Advances in Immunology; Vol 29:287-330. 1980.

Williams D.L., Browder I. and DiLuzio N.R., "Soluble phosphorylated glucan: methods and compositions for wound healing,"U.S. Patent 4975421, Issued Dec 4, 1990.

Jordan F.; "An Effective Immune Response Potentiator– Beta-1,3/1,6-glucan Derived from Yeast Cell Wall," Macrophage Technologies Publication, pp 1-7; 1998.

Daniel E Cramer, Daniel J Allendorf, Jarek T Baran, Richard Hansen, Jose Marroquin, Bing Li, Janina Ratajczak, Mariusz Z Ratajczak, and Jun Yan; "Beta-glucan enhances complement-mediated hematopoietic recovery after bone marrow injury;" Blood; DOI 10.1182. Tumor Immunobiology Program and Stem Cell Biology Program, James Graham Brown Cancer Center, University of Louisville, Louisville, KY, USA. Sept 2005

Akramiene D, Kondrotas A, Didziapetriene J, Kevelaitis E; "Effects of beta-glucans on the immune system." Medicina (Kaunas). Dept of Physiology, Kaunas U of Medicine, Kaunas, Lithunia. 43(8):597-606; 2007.

Yan J, Allendorf DJ, Brandley B, "Yeast whole glucan particle (WGP) beta-glucan in conjunction with antitumour monoclonal antibodies to treat cancer." Expert Opin Biol Ther; 5(5):691-702; James Graham Brown Cancer Ctr, Louisville, KY, 2005.

Gelderman K, Tomlinson S, Ross G, Gorter A; "Complement function in mAb-mediated cancer immunotherapy." Trends in Immun: Vol 25 No 3, 159-164; March 2004.

Ross GD, Vetvicka V, et al; "Therapeutic intervention with complement and beta-glucan in cancer." Dept of Pathology, U of Louisville KY, 42(1-3):61-74; May 1999.

"Inhibition of establishment and growth of mouse liver [colon carcinoma] mestastase after treatment with interferon gamma and beta-1,3-D-glucan;""Hepatology, 27:25, 1241-8. May 1998.

Thompson I.M., Spence C.R. Lamn D.L., DiLuzio N.R., " Immunochemotherapy of bladder carcinoma with glucan and cyclophosphamide", Am. J. Med. Sci. 294 (5): 294-300. 1987.

Mansell P.W.A., Ichinose H., Reed R.J., Krements E.T., McNamee R.B., Di Luzio N.R.; "Macrophage-mediated Destruction of Human Malignant Cells in Vitro". Journal of National Cancer Institute; 54: 571-580. 1975.

Damia, et al, "Prevention of Acute Chemotherapy-Induced Death in Mice by Recombinate Human Interleukin 1: Protection from Hematological and Nonhematological Toxicities", Cancer Research, vol. 52, pp. 4082-4089.

DiLuzio N.R. Williams D.L. et al, "Comparative evaluation of the tumor inhibitory and antibacterial activity of solubilized and particulate glucan," Recent Results Cancer Res 75:165-172, 1980.

Rice PJ, Adams EL, Ozment-Skelton T, Gonzales A, Goldman MP, Lockhart BE, Barker LA, Breuel KF, Deponti WK, Kalbfleisch JH, Ensley HE, Brown GD, Gordon S, Williams DL.; "Oral delivery and gastrointestinal absorption of soluble glucans stimulate increased resistance to infectious challenge." East Tennessee State University. J Pharmacol Exp Ther. Jun 23, 2005.

Gantner BN, Simmons RM, Underhill DM. "Dectin-1 mediates macrophage recognition of Candida albicans yeast but not filaments"; The Department of Immunology, University of Washington, Seattle, WA, Embo J; 23:24(6):1277.86, Mar 2005.

Browder IW., et al., "Modification of Post-Operative C. albicas Sepis by Glucan Immunostimulation," Int. J. Immunopharmac.; 6:19-26. Dept of Surg and Physiol, Tulane U Sch of Med, LA; 1984.

Referenzen Reiskleie, Reiskeime und Gamma-Oryzanol

CiceroAF, Gaddi A. Rice Bran Oil and Gamma-Oryzanol in the Treatment of Hyperlipoproteinaemias and Other Conditions. Alternative Medicine Review. 10/1/2001.

Fry, A.C., E. Bonner, D.L. Lewis, R.L. Johnson, M.H. Stone, and W.J. Kraemer. The Effects of Gamma-Oryzanol Supplementation during Resistance Exercise Training. International Journal of Sport Nutrition 7(4): 318-329. 1997.

Gould, M.N., J.D. Haag, W.S. Kennan, et al. A Comparison of Tocopherol and Tocotrienol for the Chemoprevention of Chemically Induced Rat Mammary Tumors. American Journal of Clinical Nutrition. 53: 1068S. 1991.

Hata, A., S. Koga, H. Shigematsu, S. Kato, et al. Study on Effects of Gamma-Oryzanol on Hyperlipemia Geriatric Medicine. 19: 1813-1840. 1981.

Hirose, M., K. Ozaki, K. Takaba, L. Fukushima, T. Shirai, and N. Ito. Modifying Effects of the Naturally Occurring Antioxidants g-Oryzanol, Phytic Acid, Tannic Acid, and n-Tritriacontane-16, 18-Dione in a Rat Wide-Spectrum Organ Carcinogenesis Model. Carcinogenesis 12(10): 1917-1921. 1991.

Ichimaru, Y., M. Moriyama, M. Ichimaru, and Y. Gomita. Effects of Gamma-Oryzanol on Gastric Lesions and Small Intestinal Propulsive Activity in Mice. Nippon Yakurıgaku Zasshi 84(6): 537-542. 1984.

Ishihara M. Effect of Gamma-Oryzanol on Serum Lipid Peroxide Level and Clinical Symptoms of Patients with Climacteric Disturbances. Asia Oceania Journal of Obstetrics and Gynecology;10:317-323. 1984.

Itaya, K. and J. Kiyonaga. Studies of Gamma-Oryzanol (1). Effects on Stress- Induced Ulcer. Nippon Yakurigaku Zasshi 72(4): 475-481. 1976.

Itaya, K., J. Kiyonaga, and M. Ishikawa. Studies of Gamma-Oryzanol (2). The Antiulcerogenic Action. Nippon Yakurigaku Zasshi 72(8). 1001-1011. 1976.

Kahlon, T.S., and F.I. Chow. Hypocholesterolemic Effects of Oat, Rice, and Barley Dietary Fibers and Fractions. Cereal Foods World 42(2): 86-92. 1997.

Kahlon, T.S., R.M. Saunders, R.N. Sayre, and F.I Chow. Cholesterol-Lowering Effects of Rice Bran and Rice Bran Oil Fractions in Hypercholesterolemic Hamsters. Cereal Chemistry 69: 485-489. 1992.

Kim, J.S., J.S. Godber, J.M. King, W. Prinyawiwatkul, and H.Y. Chung. Vitamin E Vitamers and g-Oryzanol from Rice Bran Inhibit the Formation of 7-Ketocholesterol in Aqueous Dispersion System. (51E-1). IFT Annual Meeting, Dallas, Texas. June 10-14, 2000.

Knox, Charles. Double-Strength Cholesterol Reducer (Rice Bran). Science News. 11/12/1988.

Murase Y, Iishima H. Clinical studies of Oral Administration of Gamma-oryzanol on Climacteric Complaints and its Syndrome. Journal of Obstetrics and Gynecology;12:147-149. 1963.

Nesaretnam, K., R. Stephen, R. Dils, and P. Darbre. Tocotrienols Inhibit the Growth of Human Breast Cancer Cells Irrespective of Estrogen Receptor Status. Lipids 33: 461-469. 1998.

Nicolosi, R.J. Health Benefits Attributed to Derivatives of Rice Bran. Cereal Foods World 36(8): 720. 1991.

Papas, A. and A. Moore. Tocotrienols: A New Dietary Supplement. (NPT1-9). IFT Annual Meeting, Atlanta, Georgia, June 20-24. 1998.

Shamsuddin AM, Vucenik I, Cole KE. IP6: A Novel Anti-Cancer Agent. Life Science. 1997;61:343-354.

Wheeler, K.B. and K.A. Garleb. Gama-Oryzanol-Plant Sterol Supplementation: Metabolic, Endocrine, and Physiologic Effects. International Journal of Sports Nutrition 1: 170-177. 1991.

Weitere Informationen bei